U0138395

毒懂你的生活

環境醫學專家陳保中教你
減塑、防空污、安全住，打造不受污染的健康世代

陳保中 著
邱宜君 採訪撰文

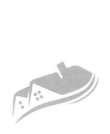
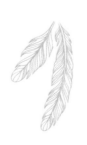

家是避風港

呼吸如作戰

／王榮德（成功大學公共衛生研究所／教育部講座教授）

公衛人對未來世代的關懷與期待

認識陳保中老師夫婦已經將近三十年，一路看著他們從研究生到去英國深造，回國後執教並投入公共衛生領域，陳老師更成為我在臺大公共衛生學院的同事；他在環境生殖危害的研究，已使臺灣在亞太國際學術上領先。愈來愈感覺他是「歹竹出好筍」（臺語俗諺，意思是「青出於藍而勝於藍」），深感欣慰並且與有榮焉。

陳保中老師也曾長期在臺大環境保護暨職業安全衛生中心服務，為全校師生員工的安全把關，推動職業衛生安全教育；並以醫師的身分為弱勢勞工發聲，曾七天在 RCA 案出庭為他們作證，答覆資方奇異公司 (General Electric Company，通用電氣) 所請的十位律師團之質疑，成功地說服法官們而使勞方勝訴，令人敬佩。

本書是陳老師本著促進全民健康之核心價值，結合二十多年來研究環境污染對生殖醫學與兒童健康影響的成果，用深入淺出的語言，把與每天日常生活息息相關的飲食、居住、呼吸等，如何趨吉避凶，分享給全國民眾與媽媽們。我自己在閱讀本書時，也常喜獲一些新知，以及如何應用到生活中的細節，而感獲益匪淺；因此把此書推薦

給所有關心環境永續的學者專家們，共同推廣。

認識我的學生和助理都知道，基於環保和健康，我儘量不丟棄塑膠袋，而把它清洗、曬乾或晾乾來反覆使用。例如我們家裝果皮廚餘的塑膠袋約用半年到破裂不堪才換，如此就預防了數十個塑膠袋在生產原料、製造成品、輸運及廢棄不用時的所有污染。身為職業醫學科醫師，以前常要去石綿工廠訪視及研究勞工的工作環境，身上不免沾染了許多致癌的石綿纖維。為了家人、同事及學生的健康，我一定在進出工廠前後換裝，將防護衣具用安全的袋子裝好，才敢與朋友、妻子和小孩親近。陳老師亦是懷抱著對未來世代的關懷與期待，才用心寫下此書，讓每個人都可以知道在日常生活中，如何來保護自己與親友的小孩及子子孫孫的健康。

書的最後一個章節提到綠地森呼吸，讓我有很多回憶和感觸。還在臺大任教的時候，繁忙的工作讓我運動時間極有限，於是養成習慣每天七點從家裡出門，避開交通尖峰期，走路四十分鐘穿越大安森林公園到辦公室上班。2010 年起搬到臺南，任職於成大醫學院後，則每天清晨在成大的榕樹園區運動。

希望每位讀者都可以在讀完這本書之後，更加了解環境醫學的知識並且落實在生活中。祝福大家健康、平安！

備一杯咖啡，教你輕鬆「讀」懂生活環境中的「毒」

身為一位婦產科醫師，聽到陳保中老師要出版新書，敘述關於孕婦和兒童環境健康，真是又驚又喜。沒想到陳老師可以將環境職業醫學和生殖醫學的專業完美地結合。

繁忙的公務讓我已經許久未曾好好從頭至尾看完一本書，沒想到這本書竟意外好讀，不知不覺便沉浸書中。讀完只想說：精彩。精彩在於彷彿與作者並肩而坐，輕鬆如午後一杯咖啡、一盤英式下午茶點聽其娓娓道來；精彩在於作者設身處地為讀者著想，提供了最實用的建議和方法，讓每個人都可以簡單又確實為自己和家人的健康把關；精彩亦於作者用了最淺顯的文字和敘述，將數十年的研究成果無私地與讀者分享。

不同於一般傳統用生殖免疫的觀點看現代生殖健康議題，陳老師為我和讀者們開闢了另一片天地。現代生活中太多污染和不安，容易令人掉入恐慌的陷阱，陳老師發揮了科學家精神，用他的專業，耐心解釋研究成果，並提出中肯和實用的建議，提供讀者一些方式來減少環境污染對健康的危害；他亦發揮了醫師的精神，於 2014 年在臺大醫

院設立「環境醫學中心」和開設「環境醫學特別門診」，提供環境與疾病轉譯醫學研究、教學和服務，為面對環境污染不知所措或是需要幫忙的民眾一個管道，提供面對面的諮詢和醫療協助，身為臺大醫院院長，也是世界衛生組織下 FIGO "Environment and Reproduction" 委員會成員，實感欣慰。

最後，我相信本書不只是育齡婦女，更是一家人，所有人，都可以常備身邊的好讀物，推薦給大家，一起進入輕鬆卻實用的《毒懂你的生活》。

／吳美環（臺大兒童醫院院長）

安心勾勾表，為健康存款！

　　我與保中老師不論是在研究或是醫院事務都多有接觸，我總覺得說話輕聲細語的保中老師比我還像個兒科醫師。他的招牌微笑總能吸引聽眾聽他說話，他的耐心和愛心讓他一直以來在兒童環境醫學領域探索，就想如何讓孩子長得更健康。這次，還細心地整理他多年來的研究，為民眾寫一本貼近生活的書，把兒童環境醫學資訊落實到日常。

　　兒童環境醫學領域在兒科是新興且重要性與日俱增的學門。保中老師在兒童環境醫學領域的研究基礎深厚、國際交流合作經驗豐富。看到作者介紹提到一開始不了解保中老師的人，會以為他是兒科醫師這一點，不禁莞爾一笑，卻也在心中默默點頭，他對兒童環境醫學的研究，確實讓許多兒科醫師都要向他請益。看到序文的標題下著：懷胎十月決定小孩一生的健康，其實看在我這個兒科醫師眼中，是膽戰心驚。想到如此脆弱的胎兒要父母親百般悉心照護，養兒育兒的重責大任在母胎內的保護，是否讓同樣身為女性的讀者承受過多的壓力呢？還好陳老師書中秉持著正向、積極的態度，教大家如何正確地以平常心面對

這懷胎十月的壓力，才能保護自己，也保護家人不受環境中眾多污染的影響。

我個人很喜歡每一個章節末的「安心勾勾表」單元，它簡要地總結所有重點，並且提供我們每天可以為自己和家人健康存款的方式，跟著這本書去做，就像是每天為了健康儲蓄！「還不能做到的，放在心裡，繼續努力！」

如保中老師序文提到的，兒童是我們百分之百的未來，讓我們一同帶著對兒童、對未來的熱情，細細閱讀這本書，相信你也會和我一樣，收穫良多！

懷胎十月決定小孩一生的健康

1906-2016　臺灣嬰兒出生人數

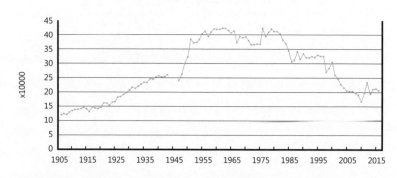

從百年臺灣嬰兒出生人數變遷，可以看到臺灣已經回到近百年前的嬰兒出生人數，兒童（未滿二十歲）佔不到臺灣人口的百分之二十，雖然他們還沒有投票權，但卻是我們百分之百的未來。正值國內少子化危機，除提高生育率之外，更應重視新一代人口素質。

　　我在英國 London School of Hygiene and Tropical Medicine 就讀博士時，師承 Pat Doyle 教授，一頭栽進了生殖發育流行病學，也承蒙碩士班指導教授王榮德教授的支持與協助，博士論文題目為「生物性、職業性及社會性因子對嬰兒出生結果之影響—臺北前瞻性出生世代研究」，研究主題為：

（一）探討父母親生物背景因子與嬰兒出生結果之關係；（二）探討母親過去及目前產科因素與異常嬰兒出生結果之關係；（三）了解父母親社經狀態與嬰兒出生結果之關係；（四）按已知或懷疑的危害分析父母親職業分類對嬰兒出生結果之影響；以及，（五）評估國內孕婦常用中藥對嬰兒出生結果之影響。

這扇大門開啟了回國以後二十多年的研究方向，前一階段研究主題以「生殖發育流行病學」為主軸，進行國內各重要職業或環境暴露世代研究，包括半導體員工生育追蹤性研究、男性氯乙烯聚合工人配偶受孕所需時間及其下一代出生異常之研究、鉛暴露工人受孕所需時間及其下一代出生異常與神經行為障礙之研究、液晶顯示器製造女性員工生殖內分泌研究、低劑量游離輻射生殖風險之探討、以及 RCA 電子工廠職業世代對子代健康風險研究。

第二階段則以「兒童環境健康」為主軸，開啟國內出生世代研究風潮，包括探討子宮內陶斯松暴露對胎兒成長及新生兒神經行為發育之影響、孕婦、兒童、青少年全氟碳化物暴露評估、健康效應及風險評估——全氟碳化物暴露與兒童甲狀腺功能及神經行為發展、子宮內及幼兒時期二手菸暴露對兒童神經行為及認知發展之外遺傳機制探討、鄰苯二甲酸酯類共暴露交互作用——全氟碳化物暴露

與兒童免疫系統與過敏疾病之相關性與機制探討、全氟碳化物、生育及跨世代外遺傳機制探討：動物及前瞻追蹤性研究，以及新興關注污染物暴露與成人常見慢性疾病之探討等，這些研究成果就是本書的題材。

自 1962 年 Carson 發表《寂靜的春天》描述殺蟲劑 DDT 對環境的衝擊，1992 年 Carlsen 等人發表過去五十年來人類男性精液品質逐漸下降，至 1996 年 Colborn 等人的《失竊的未來》所描繪內分泌干擾物質（俗稱環境賀爾蒙）對動物及人類生育的影響。

近三十年來隨著社會的變遷造成環境的改變，生殖醫學相關科技的日益進步，國際上對環境或職業暴露可能造成生殖與發育上的問題廣為關注，特別是重金屬、有機溶劑、殺蟲劑、及內分泌干擾物質廣泛的被探討及深入研究。

而反觀國內出生率逐年快速下降，2008 年出生率僅為 8.64‰，出生人口首次不足二十萬人，而且不孕症夫婦及經人工受孕所生育的嬰兒數亦逐年上升，雖然不婚、晚婚、少子有其經濟發展、社會變遷因素的影響，因此如何避免環境生育危害、創造優質環境、提升人口品質更為重要。

傳統上生育階段婦女是從尋求產前照護開始，但是愈來愈多的證據顯示在受孕前改善或促進夫婦的健康可以增進下一代的健康，因此完整的生育健康照護應該從孕前照

毒懂你的生活
自 序

護開始，如此將可促進婦女生育健康，以及進一步提升生育品質。

　　其次，經由各領域的整合開始著手推動兒童環境醫學的教學、研究及服務，以提出本土的兒童健康政策，並能提升下一代國民健康，提高國家的競爭力。長期將擴展致成人疾病胎嬰起源（fetal and infant origins of adult disease，目前稱為 developmental origins of health and diseas, DOHAD）的探討，包括心血管疾病、糖尿病、慢性呼吸道疾病等，以研擬合適的疾病預防早期介入方法及策略，並有效降低成人慢性疾病。

　　從我學術專業研究的成果，如何將專業通俗化，把生硬的語彙轉化為一般民眾可以理解的資訊，就是這樣的起心動念想為民眾寫一本貼近生活的書，因此從民眾的視野，寫下這本從我的生活觀察，融合研究、教學的經驗，用一個個故事說出在我們生活中每天都在發生、卻被我們忽略的種種隱憂。本書分為三篇：

　　「民以食為天」，談的是食品安全：減「塑」運動，別忘了皮膚；水壺、奶瓶、罐頭湯；天下沒有完美的鍋子；家庭煮夫的廚房把關心得；我家的水能喝嗎？

　　「家是避風港」，談的是居家安全：房東好心除蟲，反倒嚇跑醫師房客；自己裝潢愛巢或許並不浪漫；居家三大

空氣殺手：菸味、潮濕、油煙。

「呼吸如作戰」，談的是空氣污染：從搖籃到墳墓的空污危害；走路、搭車、騎車、開車的呼吸戰略；綠地森呼吸。

這些故事都是真實發生在我們身邊，而我們如何自救？如何避免危險？利用「安心勾勾表 checklist」來檢查一下我們到底暴露在多少風險之下？了解之後並不需要恐慌，從現在開始，改變生活方式，盡量避免可能導致健康風險的行為，這就是可以自救的方法，這是獻給每個人的一本書，尤其是家中的核心支柱——媽媽。

這本書的完成，首先要感謝所有參與研究的爸爸、媽媽及小孩們，沒有他們的熱心參與，無法完成這本書；也要感謝邱宜君的執筆及陳玉蟬的敦促，以及受訪專家王根樹、陳志傑、陳佳堃教授及翁愫慎組長，得以讓此書懷胎誕生。而此書內容的素材，更要感謝全體合作同仁謝武勳、蘇怡寧、郭育良、黃耀輝、陳家揚、吳焜裕、廖華芳、鄭素芳、曹峰銘、蘇大成、李永凌、林靖瑜、劉貞佑教授，研究團隊謝功毅、莊昭華、林靜君、宋紫晴、謝佳容、林虔睦、陳美惠、連琁彣、王怡人、林建宇、林育正、翁紹評、黃雪倫、蔡孟珊博士，以及「生殖危害實驗室 RHLab」學生、助理育民、麗惠、懿真、律瑋、鈺鈴、佩莉、宏斌、彥駿、芷凌、莉萍、家琳、光億、勇邑、婉愉、家昵、惠琤、楓喬、詩

妮、晨鍾、世寬、麗菁、珊安、禮堯、郁晴、婷雯、杏樺、郁荃、彥汝、佩璇、鈺雯、立儀、佳嫻、欣蔚、芳瑩、君如、晏平、珮伃、昱君、亮瑜、麒年、怡仁、雅琪、志阜、彥孜。

在學術研究上，特別要感謝恩師王榮德教授帶領我進入公共衛生與環境醫學研究領域，並持續不斷地給予指導、支持與鼓勵。也要特別感謝臺大醫院設立「環境醫學中心」及開設「環境醫學特別門診」，以解決國內環境毒化物污染問題，提供環境與疾病轉譯醫學研究、教學及服務，以及感謝所有研究計畫的資助單位——科技部及國民健康署。最後，感謝內人張蓓貞教授及小孩柔含、麒任、柏任的支持與包容，讓我無後顧之憂，全心全意貢獻在學術研究上。

先天基因非註定，後天還能做很多——如何正確看待環境風險

　　身為一個環境職業醫學科的醫師，平常我在診間接觸到的人，大部份不太會主動提到自己的生育問題或孩子的健康狀況，不過，環境中的化學物質，確實和人類生命的延續息息相關。

　　我投入生殖危害研究二十多年的感覺是，**大部份的人都不知道，自己的生活方式會直接影響下一代一輩子的健康**。生育這件人生大事，是需要汲取知識和著手計畫的，只是爸媽不談，學校沒教，同學也只能教你怎麼上網查，有些大學生連怎麼避孕都不清楚，更何況是生兒育女的未來大事，根本想都沒想過。

　　面對生育健康的議題，我們的社會是這樣看的：「沒生出來就沒事，不會生是妳家的事。」受苦於不孕的人，都在默默承受這種觀點帶來的壓力。臺灣跟其他國家一樣，大力投入商機無限的不孕治療，對於不孕預防的關注卻不成比例。職業病的補償裡面也沒有不孕這個選項，除非生下先天缺陷的小孩，但等到受害寶寶誕生的時候才正視問題，實在太晚了啊。

這些年生育率節節下降，好不容易誕生的孩子，過敏、肥胖等問題又愈來愈普遍，人們渴望遠離環境中種種有形無形的毒物，相關資訊卻是又多又雜、難辨真假……面對社會一波波的焦慮和恐慌，我心裡實在有一股迫切，催促我克服害羞的個性，試著用通俗的語言，走出來和大家聊一聊……

01

毒懂你的生活

民以食為天

　　食安風暴爆不完，各式各樣的商機應運而生，人怕了
就掏腰包，心裡卻又半信半疑，也有些人經濟拮据，只求
飽足、好吃就夠了。不過，為了下一代的幸福，還是別這
麼快放棄吧！吃東西可以既快樂又安全，只要掌握一些基
本的原則，是不必花錢而且很夠用的。

減「塑」運動　別忘了皮膚

　　每個人都買過裝在透明塑膠袋裡的食物，例如熱湯麵、燙青菜、滷味、含油或醋的冷盤小菜，附上塑膠湯匙，還有裝在小夾鏈袋裡的辣椒油。早餐店也常常把冒著煙的蛋餅、蘿蔔糕放在套了塑膠袋的小盤子上。學校門口的餐車，皮蛋瘦肉粥從不鏽鋼大桶裡舀出來賣，只是當桶子見底，老闆就把大塑膠袋裡備用的熱粥倒進去補充。買手搖杯冰飲的時候，我也看過工讀生先把滾燙熱茶和奶精粉倒進塑膠量杯，攪拌後才再倒入加了大量冰塊的外帶塑膠杯。

　　自從 2011 年塑化劑事件開啟全民的敏感神經，有些人開始對於吃的用的產生警覺，要知道要是這些飲

食習慣不改變，東西放進嘴巴裡的時候，絕對是已經「加料」的。但我想提醒大家的是，塑化劑進入身體，還有一個途徑也不容小覷。

皮膚吸收塑化劑　降低男性生育率

原本我也跟大家一樣，以為塑化劑只從嘴巴進來，直到有一次研究結果意外發現塑化劑從皮膚吸收的量也不容小覷。

當時的研究對象是聚氯乙烯（PVC）工廠的男性工人，他們因為職業的關係，體內的塑化劑濃度比一般男性高；而且精子的濃度和品質都下降。這顯示出原本性功能發育沒有問題的成年男人，在長期接觸塑化劑之後，生育功能變差了。

很奇怪的是，這當中有兩個男性工人，體內塑化劑濃度是出奇的高。重新檢視他們的基本資料、工作

項目、工作地點，都無法解釋為什麼會有這樣的結果。我們只好去做個別訪問，把他們的生活習慣全部詳細問一遍，這才發現，原來這兩個人特別愛漂亮，都有在擦保養品！

那是好多年前的事，當時男性不流行保養美容，所以整個工廠只有兩個男人有皮膚保養習慣，但現在時代不一樣，注重皮膚保養的男性更多了，擦香水的也很多，想到這一點，我就覺得很擔心。很多化妝保養品都含有塑化劑，它能增加延展性、維持香氣、使質地均勻，是乳液、香水、沐浴乳等美妝品的常見成分。雖然濃度很低，但是皮膚吸收速度很快，而且一個人可能同時使用多個品項，定時定量、大面積地接觸臉和身體的皮膚，整天吸收下來，很可能比吃進去的量還多。

塑化劑影響胎兒　懷孕初期是關鍵

　　女性原本就是使用化妝保養品的主要族群，我建議準備懷孕或已經懷孕的女性，至少這段時間忍耐一下，能不用的，就盡量不要用。雖然常有人說，塑化劑代謝很快，所以影響不大，但我不同意。動物實驗已經證實，這無法套用於代謝功能尚不健全的胎兒，即便只有在媽媽肚子裡接觸到，影響卻是一輩子的，所以真的不要再說半衰期很短、代謝很快了。

　　懷孕初期的一大重點，就是發展下一代的生育能力，這可是影響人類生命延續的嚴肅議題。雖然寶寶是男是女，是在受孕的瞬間，就由精子和卵子的 X 或 Y 染色體決定了，但是生殖系統能不能健全發育，還要仰賴荷爾蒙在關鍵時刻的作用。如果這個時刻睪固酮缺乏，或是雌激素過多，男孩就會往女性化的方向走，長成沒那麼男孩的男孩，女孩的青春期則會提早

來臨。

　　塑化劑就是一種環境荷爾蒙，作用類似於雌激素。在動物實驗可以看到，胎兒生殖系統發育的時候，母鼠接觸越多塑化劑，下一代的雄性器官就會變小，尿道下裂、隱睪症的機率增加，還有肛門到生殖器的距離（anogenital distance, AGD）縮短，AGD 越短就是越女性化，精子濃度越低。

　　人類影響下一代生育的關鍵時間大約就在孕期的第八週。第八週還在初期，很多人孕吐不明顯，以為只是月經不規律，可能還掙扎著要不要驗孕……只要耽擱兩個多月，胎兒發育的關鍵時刻就這麼過了。

　　社會上有「懷孕未滿三個月要隱瞞」的風俗，看在我這個環境醫學研究者的眼裡，是非常擔心的。我想提出另一種思考方向。如果真的了解懷孕初期對寶寶發育的關鍵意義，不是更應該讓身邊的人都知道，一起努力為寶寶營造安全健康的環境嗎？我建議有準

備要懷孕的女性，要從受孕前開始好好照顧自己、建立良好生活習慣，懷孕後才能與周遭的人一同迎接寶寶的到來。

面對環境荷爾蒙　男性比女性更脆弱

我以前在英國的老師就說，雖然人類歷史是男性強勢主導，但在生物學上完全相反，男生是弱者，女生才是強者。這是無法反駁的事實，不論疾病、壽命，都是這樣。在塑化劑的面前，男性也比女性更脆弱。

怎麼說呢？在自然狀態下，男人和女人體內都有雌激素，也都有雄性激素，只是用處不同，需要的量不同。塑化劑這類環境荷爾蒙是類似於雌激素，因為女性對雌激素的需求比較大，外來的環境荷爾蒙不會造成劇烈的差別，但對於男性而言，外加的環境荷爾

蒙影響就很大，會干擾內分泌系統，減少精子數量，也是睪丸癌的風險因子，造成不孕。

人體內幾乎所有的器官，都有女性荷爾蒙的專門接收器。你可以想見，當一個類似雌激素的環境荷爾蒙進到身體裡面，全身的器官都有機會接收得到。科學家目前都還沒全面了解這些接收器在各個器官的功能，也還不知道接收了環境荷爾蒙之後會引發什麼效應，但已經觀察到和疾病的相關性，特別是男性。

臺大醫院小兒外科的教授朋友曾經跟我說，來割包皮的小男孩有增加趨勢，平均每年要做一、兩千例，原因大多是父母覺得包皮太長。他雖然沒有實際數據，但臨床觀察二十多年下來，他覺得問題不在包皮，而是陰莖愈來愈短。「這簡直是動搖國本！」他說。

確實是動搖國本。如果是先天發育正常，後天被塑化劑影響生育，像是前面提到 PVC 工廠的例子，因

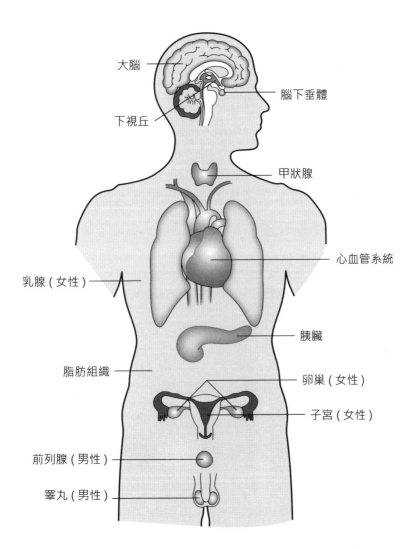

大腦

腦下垂體

下視丘

甲狀腺

心血管系統

乳腺（女性）

胰臟

脂肪組織

卵巢（女性）

子宮（女性）

前列腺（男性）

睪丸（男性）

為塑化劑半衰期很短，基本上那些男性工人只要離開這個工作環境，差不多半年就能恢復正常了。但如果在胎兒時期受到影響，導致發育不良，甚至不孕，這就不可逆了。因此，我真的要格外提醒女性朋友，請務必從懷孕初期就小心遠離塑化劑，包括吃的、用的、身上擦的，都盡量避免，以免傷及孩子未來的生育能力。

孕期接觸塑化劑　下一代過敏、肥胖、行為問題增多

大家都說「臺灣是塑膠王國」，我越聽越擔心，直覺塑化劑一定要列入研究重點，所以我在塑化劑事件爆發之前，就已經把塑化劑列入兒童的長期監測項目。我追蹤不同年齡孩子體內的塑化劑濃度，紀錄孩子的發展和健康狀況，進而分析孩子出生前和出生後

接觸塑化劑的影響。

　　結果發現，塑化劑除了使孩子容易出現退縮行為，體內塑化劑濃度高的孩子，未來罹患異位性皮膚炎的風險可增加 2.5 倍之多；孕婦暴露於塑化劑，孩子罹患氣喘的風險將提高至少 4.95 倍。

　　綜合這麼多年的研究經驗，我認為，兒童和成人的肥胖很可能也和塑化劑這些環境荷爾蒙有關。這在動物實驗已經被證實，只是人類方面還沒有從研究得到百分之百的關聯性。或許是與塑化劑偽裝成雌激素，在全身器官的作用有關，有可能導致食慾大增或是影響代謝。你看像美國人肥胖問題這麼嚴重，我猜原因不只是飲食，因為在美國人體內，各種環境荷爾蒙濃度幾乎都是世界各國中最高的。只是與人類肥胖有關的因素太多，觀察時間又要拉得很長，不容易去證實，因此目前還只是我的猜測。

好好洗手、少喝塑杯飲料

塑膠製品幾乎無所不在，該怎麼把手上、口中的塑化劑減到最低呢？其實有一些最基本的動作就非常有效，需要大家更重視、更落實，那就是洗手。重點是，你知道要怎麼洗才洗得掉塑化劑嗎？高雄醫學大學吳明蒼教授的研究提供了答案。

吳明蒼教授的團隊讓受試者雙手接觸同樣濃度的塑化劑溶液，然後操作標準洗手程序：「內外夾弓大立腕」，唯一差別是一次用清水，一次用肥皂。結果發現，用肥皂洗手可以去除 90％ 以上的塑化劑，而用清水則只有 10% 左右。

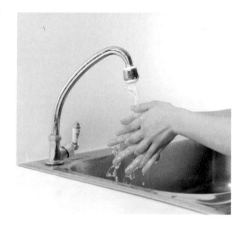

「內、外、夾、弓、大、立、腕」的口訣要領如

下：

- 內 ：雙手的手心相
  互搓揉。

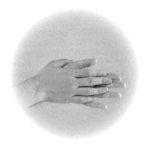

- 外 ：手心、手背相
  互搓揉。

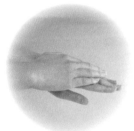

- 夾 ：十指夾縫相互
  搓揉。

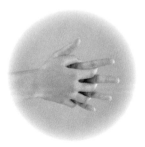

- ㄅ ：手心與手指背相
  互搓揉。

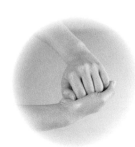

- 大 ：大拇指與虎口。

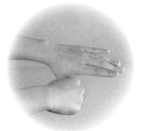

- 立 ：手指立起與手心
  互相搓揉指尖。

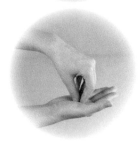

- 腕 ：不要忘記手腕。

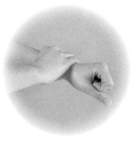

因為塑化劑是脂溶性物質，光用清水洗淨不容易去除，至於各個不同品牌的肥皂，塑化劑的去除率大致相同，所以只要用普通肥皂就可以了。但洗手方法就不能馬虎，如果沒有使用標準洗手程序，塑化劑去除率就只有 60~75％。如果成年人、孕婦好好洗手，一定能把從手進口的塑化劑降到最低，至於稚齡兒童，即便手接觸嘴巴的機會比成人多得多，洗手效果也比較差，如果能在拿東西吃之前好好用肥皂洗個手，也能大幅降低塑化劑的攝取。

兒童該如何減少塑化劑攝取？成功大學李俊璋教授的研究除了證實洗手有效，也證實了少喝塑杯飲料的重要性。

針對三十位 4~13 歲女孩，李俊璋教授比較七種行為介入策略對她們尿中塑化劑代謝物濃度的影響：**洗手、不使用塑膠容器、不吃塑膠袋裝或覆蓋保鮮膜的食物、不吃微波食物、不吃營養補充品、減少化妝品**

／保養品／個人護理用品（例如沐浴乳、洗髮精）的使用。

　　結果發現，這七種策略都有用！其中又以洗手和少喝塑膠杯裝飲品最有效。李俊璋教授曾在 2015 年環境醫學國際研討會指出，研究是在夏天進行，所以女孩們喝的塑膠杯飲品大多是冷飲或冰飲，這顯示塑膠杯並不是只有裝熱飲才會有塑化劑溶出，冷飲也有。

　　根據這些重要研究成果，我建議男女老幼都要記得這些策略，特別是孕婦和兒童，一定要盡量做到。如果有些做不到或有時忘記，也別給自己太大的壓力，至少做到兩件事就好：**用餐前用肥皂好好洗個手，少喝塑膠杯裝的冷熱飲。**

水壺、奶瓶、罐頭湯

　　我以前去演講的時候，被問到如何挑奶瓶，我都回答說，選品質穩定的大廠牌、標籤寫「不含雙酚 A」的就可以了，後來雙酚 A 也被明文公告禁用於奶瓶。沒想到禁用的隔年就有個新聞，食品藥物管理署公布抽查奶嘴奶瓶的結果，竟然是知名廠牌出包，標籤上強調不含雙酚 A 的四款違規奶瓶至少已經賣出三千多瓶。

　　看到這則新聞的時候，我想到自己以前都這樣建議別人，沒想到還是爆出這樣的消息，上千個雙酚 A 奶瓶進了上千個寶寶的嘴，心情既震撼，又難過。果不其然，事發之後，廠商又紛紛亮出檢驗報告自清。

我想，消費者已經被背叛太多次，早已不知道該相信什麼了。

為了重獲消費者的信任和青睞，許多產品都標榜著「檢驗合格」、「不含某某成分」。然而，我也常常懷疑，這些宣稱禁得起考驗嗎？我有個朋友在某知名檢驗公司工作，他告訴我，其實這些合格報告採取的檢驗方法不一定正確，因為送驗廠商需要的服務，是取得一紙合格報告，作為消費風暴裡面的保護傘。

有一次，我的學生送了兩百多件塑膠樣本去驗，結果竟然只驗出二十幾件含有塑化劑，實在太過反常。我們要求提供檢驗方法，才知道原來對方是把樣本稀釋十倍再驗。一般來說，我們甚至會先濃縮十倍，再將檢驗結果除以十，以免因為含量不高而驗不出來，真正含量極低或不含的樣本，就算濃縮也還是經得起考驗。這家檢驗公司反而是稀釋後再驗，實在令人匪夷所思。

雙酚 A 傷害生育力與心血管

　　回到雙酚 A，其實它也算塑化劑，工業上的應用非常廣泛，對健康的影響也很大，會導致心血管疾病、糖尿病的惡化。雙酚 A 是歐美環境醫學研究的顯學，主要是針對成年人，其中一個原因是，歐美飲食很依賴罐頭，而雙酚 A 的用途之一，就是在塗佈在罐頭內面，有助於食物的保存。但雙酚 A 和塑化劑一樣，只是聚合物，沒有穩固的化學鍵結，所以就很容易釋放出來、隨食物進入身體。

　　哈佛大學有個知名研究，找了兩組人，一組每天中午吃罐頭蔬菜湯，另一組每天中午吃新鮮蔬菜湯，連續吃五天，結果罐頭湯組體內雙酚 A 濃度是吃鮮蔬湯的十倍之多。我本來以為喝碗湯而已，頂多兩倍吧，沒想到是十倍，好可怕。

　　歐美研究發現，雙酚 A 不但使男性女性受孕機率

變低、讓不孕治療的失敗率增加，還會導致第二型糖尿病、肥胖、心血管疾病、高血壓、高血脂、甲狀腺功能異常等疾病。

為了了解胎兒時期接觸雙酚 A 的影響，我曾經分析一批臍帶血樣本，結果發現，臍帶血雙酚 A 濃度越高的兒童，七歲時的智商、語言能力、知覺推理能力就顯著降低。國內其他學者的研究則發現，胎兒時期接觸到雙酚 A，會讓寶寶在剛出生的時候，體內代表易胖體質的某種激素濃度上升。一開始看不出來影響，但到了青春期，他們就會比同年齡的兒童胖，男孩尤其明顯。我和臺大心臟內科蘇大成醫師合作，分析我國青少年體內的雙酚 A 濃度，結果顯示，不但濃度和美國不相上下，而且濃度越高的人頸動脈內膜中層厚度（carotid intima-media thickness）越厚，也就是腦中風的風險越高。

相較於國外研究對雙酚 A 的重視，其實臺灣相關

資料很少，政府也只規定不能用於嬰兒奶瓶奶嘴。社會對於雙酚 A 的警覺度很低，大家都以為，只需要注意塑化劑就行了，認為雙酚 A 只是嬰幼兒用品的問題，跟自己沒關係。但我得要說，多數人的認知是受限於資料的不足，雙酚 A 的影響沒有我們想像的小。

雙酚 A 不只在奶瓶奶嘴

我的學生在國際研討會報告臺灣臍帶血資料，數據代表懷孕母親和胎兒暴露到的雙酚 A 濃度，結果竟和美國不相上下，會議上引發國外學者熱烈詢問：為什麼臺灣測到的濃度這麼高？

這是個好問題！我想請大家想一想，如果雙酚 A 真的只是奶瓶、奶嘴的問題，臺灣飲食習慣又與歐美如此不同，沒有那麼依賴罐頭食品，則成年人身體裡這麼高濃度的雙酚 A 是從哪裡來的呢？

　　我覺得，還是塑膠製品和容器。連標榜不含雙酚A的奶瓶都驗得到，其他塑膠製品很可能都含有雙酚A，只是沒有被監測。

　　我曾經查過，臺灣的雙酚A產量是世界數一數二，美國人口是臺灣的十倍以上，但產量都不到臺灣產量的兩倍。從進出口資料可以看到，臺灣2015年進口153萬公斤雙酚A，出口三億公斤雙酚A，這一來一往之間，臺灣人自己用的產品含多少雙酚A呢？我相信這會是一個線索，有必要繼續探究，才能幫助我們加速釐清雙酚A在生活中的分布情形。

　　回到每天的生活，消費者不清楚市售產品的來歷之下，該怎麼聰明地避險呢？我認為可以從兩方面做起。

　　機關團體方面，可以參考我們臺大公共衛生學院的新政策。我們從2013年開始，希望從個人和師生做起，若是在公衛學院一樓的全球廳舉辦活動或是用

餐，不使用一次性的餐具和有糖飲品，改為瓷盤、馬克杯、鐵製餐具，就是要減少環境荷爾蒙的暴露。臺北市政府亦從 2016 年開始推動禁用一次性及美耐皿餐具政策，這不僅是對地球環保的一大福音，對人體健康亦然。

在個人方面，如果你要問我如何選擇塑膠水壺，我想除了選擇有口碑的品牌、注意耐熱溫度、清洗時避免刮傷等等的原則外，在我們搞清楚雙酚 A 的勢力範圍之前，如果可以，還是先別用塑膠的吧。

天下沒有完美的鍋子

　　研究環境醫學的人，多多少少都有些「職業病」，就是對於和自己研究相關的事物特別龜毛，碰到 NG 的狀況就警鈴大響。例如我的好朋友蘇大成醫師，就特別在意塑膠製品，每次跟他開會，要是點心茶水裝在塑膠容器裡，他就會忍不住碎碎念。

　　我自己看待吃的喝的，是沒有那麼嚴格，不過，身為研究全氟碳化物的科學家，家裡的衣服和鍋子，就是我的守備範圍。

　　有一年冬天，太太興沖沖買了件新外套給我，說是防風防水的新科技材質，特別適合濕冷氣候。我拿來一看，腦袋裡警鈴就響了，連忙跟太太說不行不

行，這件衣服一定要退貨。太太好意被潑冷水，當然不高興，但我堅持退貨，她也只好摸摸鼻子去退。至於家裡的鍋子，大大小小全都是不鏽鋼鍋，沒有不沾鍋，還好太太對鍋子沒有意見，畢竟是我這個煮夫比較常燒菜。

我對這些衣服鍋子材質中的全氟碳化物特別警覺，因為長期研究的科學證據使我深深知道，它們其實並不完美。但不了解的人們總在享受、依賴它們許多年之後，才能略為窺探潛在的危害。

全氟碳化物　毒你幾年也不消失

簡單說，全氟碳化物（per- and polyfluoroalkyl substances, PFASs）跟塑化劑一樣，都是環境荷爾蒙，也就是一種人工的雌激素，但全氟碳化物在人體內的「保存期限」卻遠比塑化劑長得多。半導體和光

電產業清洗電子零件或晶圓表面，就是用全氟碳化物，除了科技業大量用，全氟碳化物家族的全氟辛烷磺酸（PFOS）和全氟辛酸（PFOA）也很常見。PFOS 用於防水透氣布料，在水中可存在 41 年，在人體可存在 5.4 年；PFOA 在水中可存在 92 年以上，在人體是 3.8 年。

保存期限這麼長，是非常嚴重的。當全氟碳化物隨科技廢液進入河川，污染好幾個世代的水中生物，在魚肉、魚肝裡，已經比水中濃度還要濃縮十倍到百倍，最終累積於食物鏈末端的人體內。在新竹科學園區附近客雅溪的魚類，還有市場裡的常見肉蛋等動物性食品，全部都偵測得到。

除了食物，防水透氣布料和不沾鍋表面，在使用的過程中也會脫落一些全氟碳化物分子，它們散到空氣中、附著在手上和食物上，然後透過呼吸和飲食進入身體、蓄積在肝和腎，同時也一直在血液中流動，

循環全身。

　　日本北海道學者甚至在海豹身上都發現全氟碳化物。有趣的是，雄海豹年紀越大，肝臟內的全氟碳化物蓄積越多，但雌海豹生育次數越多，蓄積越少。因為這種會蓄積於人體的環境毒物，都會在懷孕期間大量釋出，跟著養分一起被代謝出來，影響到胎兒。

與心血管慢性病、癌症、不孕、過敏有關

　　基於全氟碳化物的這些特性，我非常想知道，它長期對於成人、小孩的健康有什麼影響。經過多年本土研究和跨國學術交流，我想先談談那些研究證實、已知的影響。

　　為了調查杜邦公司長期排放全氟辛酸（PFOA）污染飲用水的影響，美國科學團隊花了八年時間，分析六萬人血液，做出全世界最完整的調查報告，結論

證實 PFOA 至少和六種疾病有關，包括高膽固醇、潰瘍性結腸炎、甲狀腺功能異常、腎臟癌、睪丸癌、妊娠高血壓。我和蘇大成醫師的研究也發現，在青少年和三十歲以下成年人的身上，血液中 PFOS 濃度越高，頸動脈內膜中層厚度就越厚，也就是說，他們得到心臟病和中風的風險都提高了；而對五十歲左右的成年人來說，PFOS 濃度增加一倍，糖尿病風險增加 2.39 倍。

除了慢性病和心血管疾病，還會導致不孕、增加懷孕期間風險。丹麥團隊是不孕研究的領航者，他們發現，全氟碳化物會使男性精子數量下降，而且不分男女，受孕機率都會降低。新加坡近年發現孕期糖尿病的盛行率增加，這些患病的產婦卻沒有什麼已知的危險因子，也有研究認為與全氟碳化物相關。

全氟碳化物既會在懷孕時大量釋出，對兒童的影響也是很顯著的。我分析四百多位臺灣小朋友的臍帶

全氟碳化物（per- and polyfluoroalkyl substances, PFASs）

之前被廣為使用的是全氟辛酸（PFOA）、全氟辛烷磺酸（PFOS），因為防水防油的特性，常被用來作為防水材質或是紡織品、皮革、鞋材、紙張、消防泡沫、影像材料、電器絕緣等製造領域。常用的聚四氟乙烯（PTFE），俗稱鐵氟龍，早期在製造時會使用 PFOA，因此容易有 PFOA 的殘留。

全氟碳化物的半衰期都很長，會在環境和生物體中停留很久的時間，雖然 PFOS 和 PFOA 已被列為關注化學物質，禁止於某些物品的生產銷售上面，但是在生物體內的累積影響還是值得觀察和注意。目前多用毒性較低的 PFBS 和 PFHxA 等較短鏈的化合物，雖然毒性較低，但是因為環境持久性，和目前大家對此類物質的影響性不明，若濃度高的情況下，對人體的危害值得持續觀察。

資料來源：https://goo.gl/W2Vgyt
https://goo.gl/LbJNCR
https://goo.gl/LP4XHr

47

血，以臍帶血濃度代表他們在媽媽肚子裡的時候暴露到的量，發現高達 98.9％有 PFOS、82.9％有 PFOA，而且平均濃度不算低，和韓國、美國、加拿大不相上下。長期追蹤這些孩子長大，則發現全氟碳化物在懷孕期的影響深遠，臍帶血 PFOS 濃度越高，孩子越容易早產、出生體重較輕、頭圍較小，孩子兩歲時的動作發展比較差，而且更容易有過敏體質，還會加重氣喘的症狀。

　　全氟碳化物在人體存留時間長，影響族群又廣，我認為，全氟碳化物很可能是沒有所謂「安全暴露量」的，應該盡可能讓暴露量越低越好。該怎麼減量呢？我建議可以從生活用品著手，盡量選用不含全氟碳化物的產品，例如選用普通布料的外套、不銹鋼鍋。如果還是有需要用到全氟碳化物製品，那就記得，不沾鍋烹調溫度不能超過 230 度，摸過那些外套之後，要洗手才能吃東西。最後，防水透氣外套和不沾鍋只要

表面出現磨損，就不要再用了。

　　不過，就算把所有全氟碳化物的製品都排除掉，除非吃全素，自然界現存的全氟碳化物還是會透過動物食品累積在人身上。我特別擔心的是，全球電子產業現在集中在東亞，商品出口了，污染卻留下來，與當地人長久為伍。

　　為了深入了解亞洲兒童面臨的健康風險，我目前帶領著十三個亞洲國家跨國研究團隊，要長期追蹤上萬名兒童，希望能提出更多有力量的證據。

重視兒童環境健康問題

　　兒童環境健康是全球性的重要議題，亞洲出生世代研究聯盟（Birth Cohort Consortium of Asia, BiCCA）結合亞洲十三個國家 27 個出生世代研究共同探討環境對新世代的健康影響，在國內生育率急速下降、少子化危機之際，新一代人口素質備受關切，兒童的健康問題也倍受重視。近年兒童、青少年的神經行為發展疾病、過敏疾病及肥胖問題等發生率急增，而 2008 年乳品中的三聚氰胺污染、2011 年食品中塑化劑的不當添加、食品容器溶出之雙酚 A 和全氟碳化物，甚至是電磁波的暴露，在在都可能是下一代健康的隱憂。

　　不同地區和種族的環境危害，生活方式和遺傳易感性各不相同。希望藉由亞洲國家的出生世代聯盟來擴大研究族群，並探討兒童疾病與基因環境的交互作用，進而與歐美及國際出生世代研究接軌。期望未來在國際兒童環境健康研究的領域中，臺灣能夠扮演關鍵角色，並在學術聯合國中佔有一席重要之地。

BiCCA 網頁：http://www.bicca.org/

再談環境荷爾蒙與不孕

雌激素是人體本身就有的物質，卻被國際癌症組織列為致癌物，認為它不但直接致癌，也可能加快潛在癌症的發生，所以未曾生育哺乳的女性，罹患乳癌的機率比較高，因為只有懷孕和哺乳的時候體內雌激素濃度是下降的，等於從青春期到更年期，體內都有相當濃度的雌激素。

外來的雌激素也同樣有可能致癌，不過天然的植物性雌激素，例如大豆異黃酮，它的作用弱、副作用小，對人體沒有壞處。要擔心的是人工合成的雌激素，例如環境荷爾蒙，它的作用強、副作用也比較大。更糟糕的是，人身上幾乎所有器官都有雌激素接收器，要一一弄清楚人工雌激素對於全身各系統的影響，還有很長的路要走。

全氟碳化物作為一個超級長壽的環境荷爾蒙，全

世界一開始竟然只有三個團隊在研究它，就是丹麥、美國，還有我們，所以研究成果還不夠完整。我很擔心，還有其他更深遠的影響，畢竟，它的能耐恐怕不只如此。

環境荷爾蒙非常難纏的一點就是，你的身體認為它是自己人，把它當成「雌激素」來用。過去一百年來，不論在臺灣還是美國，乳癌、攝護腺癌、睪丸癌、卵巢癌，發生人數都成倍數增加，而且年輕化，我認為這都與環境荷爾蒙的刺激有關。

暴露於各式各樣的環境荷爾蒙，人類的生育能力也愈來愈差。綜合很多實證研究結果發現，男性平均精子數量正在持續減少，現在已經是原本的一半不到。根據世界衛生組織（WHO）在 2010 年更新的標準，要讓女性自然受孕，每毫升精液至少要有一千五百萬隻精子。臺灣生育率目前在國際上排行倒數第二，大約每一百對夫妻就有 10~15 對不孕，其中男性

不孕的因素就佔兩成，男女共同因素也佔二成，不孕症治療可說是生意興隆。

我記得大約十五年前，臺灣每年約有六千次不孕療程，然後生出兩千個寶寶，對照當時每年活產四十萬個，不孕治療僅佔 0.5％。現在是每年兩萬次療程，出生大約六千個寶寶，佔每年二十萬活產胎兒的 3％，也就是每一百個孩子就有三個是接受治療後懷孕。

不孕是一門好生意，只有少數像荷蘭有保險補助頭幾次的人工生殖治療，其他國家幾乎都是全額自費。結果呢？全世界做不孕的基本上都忙著賺錢，除了少數有健康保險給付的國家，世界各國對於不孕成因和預防研究投入的資源，都遠遠不及對不孕治療的熱衷，好像不太想解決環境導致不孕的問題。最後不但預防無方，而且因為實證不夠豐碩，「不孕」在世界各國因為一直沒被列入職業病的範圍，勞工受害也無法求償。

我也想分析臺灣的狀況，看看臺灣的不孕男女裡面有多少和環境有關，曾經計畫從臺大的不孕門診去找資料，畢竟很多人都會先來臺大做檢查，資料很多。只是我發現過去二十年的資料，幾乎全部是紙本，撈資料的工程太龐大，希望能趕快找到好方法，讓更多研究成果幫助想生孩子的人，從生活中遠離不孕威脅。

家庭煮夫的廚房把關心得

　　人家說童年記憶的餐桌是媽媽的味道，對我的孩子來說，是爸爸的味道，他們從小都吃我煮的菜。我甘願做家庭煮夫，是想培養孩子喜歡吃健康單純的食物，做為留給他們一輩子的禮物。

　　我通常都是做「一鍋式料理」，匯集蛋白質、蔬菜、碳水化合物的營養素。咖哩飯就是我的拿手鍋，孩子們現在都成年了，還不時指定要老爸煮咖哩飯，蠻有成就感的。大兒子去日本遊學的時候，因為想念家鄉味，忍不住在宿舍廚房裡開伙炒菜。

　　臺灣地狹人稠，氣候多變，農民為了生存，勢必要盡量增加產量、減少損失，農藥還是不得不用。有

機農產品目前不論生產成本和銷售價格都很高，對生產者和消費者都是沉重負擔。

根據正確知識　不被農藥迷思嚇倒

　　身為一個環境職業醫學專家，又是預算有限的家庭煮夫，面對這樣的現況，我算是很淡定。因為我的原則只有一句話：「**關心正確的資訊，不求能做到百分之百，但做得到就要去做。**」

　　有了正確的資訊，農民就知道如何按照正確方法使用合宜的農藥，並在恰當時間採收，消費者也知道如何用簡單可行的方法去清洗和處理農產品，這樣就夠。千萬別讓恐慌勝過理智、偏見蓋過事實，這對於好好過生活沒有幫助，反而容易在紛亂錯誤的訊息中迷失。

　　比方說，有人鼓吹用蔬果專用清潔劑或是蔬果清

洗去毒機，這些都是不正確的。專用清潔劑有二度殘留的問題，也沒必要用到去毒機，況且如果洗菜的人吸到臭氧，反而有害健康。

　　針對農藥，我們特別找來翁愫慎老師教大家一些基礎的概念。

　　農藥可以粗分為接觸性農藥和系統性農藥。接觸性農藥大部份是脂溶性的，附著在植物表面，通常噴藥當天濃度最高，然後就開始消退，這種農藥可以清洗掉。系統性農藥大多是水溶性的，因為要從根部吸收達到植株各部位，這種藥噴完 3~5 天濃度最高，之後也會消退，但是無法用水洗掉。

　　針對能洗掉的農藥，用清水洗，效果就是最好。清洗時也不需要用流水，可以用淨水浸泡十分鐘，泡完再沖一下就好。浸泡時間也不是越長越好，有學者試過，泡水十分鐘和泡半小時的效果是一樣的。

常見蔬菜清洗祕訣

種類	清洗步驟		
包葉菜類 例如：高麗菜、萵苣、大白菜等	1 把最外層的葉片剝去 2~3 片。	2 剩下來的部份先剝開，在清水中浸泡 3 分鐘。	3 接著用流動的清水來沖洗 2~3 次。
大片葉菜類 例如：菠菜、小白菜、青江菜等	1 把不要吃的根部及葉柄切除。	2 把菜在清水中浸泡大約 3 分鐘。	3 在流動的小水流下翻開葉片，仔細清洗。
小片葉菜類 例如：茼蒿、空心菜、龍鬚菜等	1 把不要吃的根部及葉柄切除。	2 把菜在清水中浸泡大約 3 分鐘。	3 在流動的小水流下沖洗葉片。

參考資料來源：泛科學 PanSci.tw

我在家處理小葉菜的流程就是，先去除腐葉，近根部切除大約一公分，接著用清水泡 10~15 分鐘，用手指輕輕推洗莖和葉的表面，然後用清水沖一遍就好了。如果是比較大的包葉菜，就先剝除外葉，切成要吃的大小，再浸泡和清洗。瓜果豆菜，則先切掉農藥較多的梗部和蒂頭，浸泡的時候用軟毛刷輕輕刷一刷表皮，然後再沖水。至於水果，就是先沖洗，然後去皮去殼再吃。

　　很多人為了養生，水果會連皮吃，要注意的是，除非你很確定它栽種方法的安全性，否則我建議還是去皮吃，因為水果蠟質或油脂的皮裡面是會有農藥的。例如柑橘、芒果、木瓜，就算隔了十幾二十天才採收，果皮還是有微量農藥，無法被環境或植株本身分解。除了去皮，如果再經過榨汁磨粉、蒸煮烹調，或是加工製罐等處理流程，能入口的農藥量幾乎是微乎其微了。

還有人說蔬果要放置室溫幾天等待分解農藥，這也不正確。採收前，植株的酵素和環境會幫助農藥分解，所以最後一次噴藥後要等 3~7 天，讓植株本身和風吹日曬雨淋去分解農藥，才能採收。採收後植株的酵素活動都停滯了，放在冰箱裡或室溫下都沒有差別，以臺灣的氣候，不冷藏只是徒然犧牲新鮮度而已。

不愛吃菜的兒童也飽受農藥之害

我從在英國攻讀博士學位的時候開始常下廚，當時就發現，國外市場裡大部份蔬果都醜醜的，根本比不上臺灣蔬果鮮嫩漂亮。本來以為國外蔬果大概都沒什麼農藥，後來看到有個美國研究，把兒童分兩組，一組所有食物成分都是有機的，另一組吃非有機的，一週後發現，兩組人體內農業殺蟲劑「有機磷代謝物」濃度還是有明顯差別。

反觀臺灣人特別追求新鮮，採收到販售的時間更加壓縮，農藥殘留的健康效應也值得注意，連不愛吃青菜的兒童都受害嚴重。

　　以臺灣最常見的農用殺蟲劑「有機磷」為例，國外研究已證實，有機磷農藥暴露會導致兒童過動症比例增加，陽明大學陳美蓮教授團隊的研究也得到相同結果，研究顯示，臺灣兒童尿中檢驗得到任何一種有機磷農藥的代謝物比例高達 98％，顯示幾乎每個兒童都吃下了有機磷農藥，其中代謝物濃度高的兒童，罹患過動症的比例，硬生生比濃度低的兒童高兩倍以上。

務農也有職業病

　　臺灣有機磷殺蟲劑的命名第三個字都是「松」，例如陶斯松、馬拉松等，所以很容易分辨。這類農藥，對於哺乳動物有中度到高度的神經毒性，最直接

威脅到專門噴藥者或農夫的健康。國際上研究過夏威夷種植熱帶水果的農民，發現他們受到農藥影響而產生職業病，導致持續惡化的神經退化性疾病。反觀臺灣職業醫學研究多關注工業和服務業，極少去看務農者的職業病，不過我幾年前外意外獲得一筆資料，大受震撼。

　　大約是七、八年前，我正在做職業病研究，向勞委會（現在的勞動部）申請資料，我本來要勞保而已，結果不小心連農保資料一起附加過來。那筆資料很大，有一、二十萬人之多，我當然想要分析看看，結果發現，臺灣農民發生帕金森氏症等神經退化性疾病的機率特別高。多篇國際文獻歸納的結果也顯示，暴露農藥得到帕金森氏症是沒暴露農藥者的 1.94 倍；使用巴拉刈的農民得到帕金森氏症的機率是未曾使用者的 2.5 倍。

　　神經退化性疾病會使人逐步失能，造成家庭照顧

上極大的負擔，臺灣有這麼多農民暴露在化學物質的危害中，卻幾乎沒有人去關注，真的很不應該。我真的希望臺灣發展出自己的農村醫學，有更多的學者、醫師、醫院一起來照顧農村的健康，我期望臺大醫院就可以從雲林分院開始做起。

魚與肉　當心環境荷爾蒙與重金屬

環境荷爾蒙和重金屬容易累積在肝腎、脂肪或骨骼，濃度隨著食物鏈累積，葷食者多少都會攝取到，幾乎難以避免，理論上素食者會比較安全，不過還沒有太多這方面的實證。

葷食者會遇到什麼問題呢？我想談談「汞」，這個最常從魚類攝取來的重金屬，臺灣人體內的濃度跟其他國家差不多，但是臺灣的本土研究並沒有像其他國外研究一樣，發現濃度越高越毒害神經系統的顯著

證據，這一點曾經讓許多研究者都非常困惑，我後來終於找到答案。

人體有一個基因叫做 APOE，與神經發育過程中的脂質代謝有關，但這個 APOE 基因可以分為 E2、E3、E4 三種，每個人身上可能不只一種，其中 E4 這一型是比較容易受到傷害，只要含有 E4 的，我們就歸類到易感這一組，過去研究已經證實，有 E4 這個基因的成年人，比較容易得到失智症。這個基因在地球上的分布非常有趣，南、北回歸線之間的人帶有 E4 的比例較低，到了溫帶和寒帶，比例就愈來愈高。對照汞容易造成神經損傷問題的，也幾乎都是溫帶國家。

我的研究團隊發現，大約只有 10％的臺灣人帶有 E4 基因，在溫帶國家，可以高到 50％。當我們把臺灣研究中少數帶有 E4 的人獨立出來看的時候，就發現汞的影響，確實是有傷害的。我們是第一篇作這個基因與汞危害關聯性的研究團隊，現在其他國家也試著去

分析他們國人 E4 和汞暴露的關係。

　　這個最新的研究成果，證實了「體質」的因素，也有很大影響。這不代表臺灣人從此不需要擔心汞危害，可以大吃特吃。我們目前還是建議，吃遠洋魚類的理想頻率是每週兩次以內，攝取有益健康的不飽和脂肪酸與微量元素，適量即可。

　　因為就算環境危害的作用與體質相關，就算有些人一輩子暴露在某些物質還很健康，你也很難確定自己是不是「易感族群」，你唯一能做的就是減少暴露，延緩傷害。我還是那一句話：關心正確的資訊，不求能做到百分之百，但做得到的，就要去做！

要懷孕／懷孕中／哺乳中的婦女和小孩
之海鮮攝取量建議

1. 美國環保署（EPA）針對要懷孕／懷孕中／哺乳中的婦女和小孩做出海鮮攝取量的建議，一份是一個手掌大，100g 左右；小孩的分量是大人的一半，50g 左右。(這裡的大人指的都是要懷孕／懷孕中／哺乳中的婦女)

2. 小孩兩歲之後每週可以開始攝取 1~2 份魚類。

3. 大人每週可以攝取 2~3 份低汞海鮮或是 1 份中汞的海鮮，盡量避免高汞的海鮮。

4. 攝取的海鮮盡量多樣化。

- **高汞含量海鮮（要盡量避免攝取）：**
  大目鮪、旗魚（馬林魚）、橘棘鯛、鯊魚、馬頭魚和鯖魚（國王鯖魚 king mackerel）。

- **中汞海鮮（一週可攝取 1 份的魚類）：**
  鮪魚、海鱒、鮟鱇魚、黑紋鱸魚、石狗公魚、鯛魚、石斑魚、馬頭魚。

- **低汞海鮮（一週可攝取 2~3 份的魚類）：**
  鯷魚、大西洋鱈魚、大西洋鯖魚、黑海鱸魚、鯧魚、鯰魚、蛤、鱈魚、螃蟹、蝦、比目魚、扇貝、烏賊、鱒魚、龍蝦、鯖魚、鱸魚、鮭魚、沙丁魚。

我家的水能喝嗎？

在我這幾十年的職業醫學生涯當中唯一一次看過鉛水管，是十幾年前在一個老榮民住的老舊宿舍裡。當時也不是所有的眷村或宿舍都用鉛管，所以我一直以為，現在應該都沒有這種水管了。

沒想到，我的老同事柯文哲醫師和黃世傑醫師分別當上臺北市長和臺北市衛生局局長之後，竟然就爆發了震驚全臺灣的鉛水管事件。

我請臺大職業醫學與工業衛生研究所上的實驗室進入備戰狀態，隨時準備支援可能暴增的血液檢驗量，不過我心裡有個底，鉛水管造成血鉛濃度高的機會並不大，是輿論氣氛太恐慌了。第一波檢驗結果出

來，就應驗了我的預期，超過兩千個主動驗血的民眾當中，只有三個人血鉛值超標，而且他們都不是鉛水管用戶，反而是長期服用來路不明中草藥和職業上會接觸含鉛物質的人。

鉛水管還是該換的，但這個初步的檢驗結果顯示，社會大眾應該冷靜下來，趁這次事件學習正確的用水知識，除了鉛，也一併了解如何準備安全的飲水。我特別請教專精於飲用水安全的臺大公共衛生學院王根樹教授，將他的意見提供給大家參考。

鉛水管一定要換　但不需要恐懼

王根樹教授提到，鉛水管是 1979 年禁用的，在這之前蓋的房子就很有可能是用鉛水管，所以他都會告訴人家說，1981 年以前的房子要小心鉛水管，因為新屋落成的時間和安放管線的時間，或許還是有幾年的

落差。

他也認為，不論是家用小水管或是水公司大水管，發現是鉛管就該換，只是如果無法立刻換，先別太緊張。因為鉛是慢慢釋放出來的，如果每天例行用水，水流經常快速通過水管，水中鉛濃度更低，對人體健康是沒有立即危險的，如果出門幾天沒用水，回家要用水時，先讓它流個 5~10 分鐘就可以用了。儘管濃度低，長期接觸鉛就是有健康風險，還是要逐步換掉才能安心。

至於水公司的大水管，目前正按部就班的進行換管作業，有些人會擔心換管速度不夠快，覺得鉛管既然不好就要馬上全部淘汰才對啊？王根樹教授分析，水公司的大水管，水是日以繼夜快速流動，流速比家用水管還要快得多，因此，鉛水管的影響應該也比家戶鉛管還要小。所以就算水公司還沒有完成全面換管，大家也不需要太緊張。

又有人說，水龍頭的合金成分也含鉛，有害健康，嚇得人人想換無鉛水龍頭。我也請教王教授，他認為水龍頭最好不要含鉛，不過目前合金含鉛的實際影響，還是必須理性看待。首先，既然是合金，鉛的比例不是很高；其次，平常水龍頭裡面只有很少量的水，一打開水龍頭，這少量水就迅速流掉了，再來的水還是水管裡的，綜合這兩點，水龍頭的鉛跑出來的機會應該是比鉛水管更低。

就像每次食安事件之後，總有廠商等著賺大錢，鉛水管事件也引發了水管、水龍頭、淨水設備的商機。但我常覺得，花錢的方法不見得適合每個人，大多數消費者並沒有詳細了解，只是買個心安，應該要真正了解自家水質，才能找到最適合的淨水方法。

怎麼淨水？先認識你家的水質

　　家裡的水質如何，決定於你家在哪裡？用的是自來水，還是非自來水。

　　自來水有環保署、水公司在把關。想要了解自家所在地的自來水水質，可以上網看環保署每個月公布的水質調查結果，各縣市自來水合格率、家戶用水合格率都有；想要更明確知道自己家的水質狀況，甚至可以直接打電話去問水公司。我很訝異原來水質資訊可以這麼容易取得，王根樹教授也覺得很可惜，大部份民眾對自己每天用的水和水公司都非常陌生，其實資訊都是唾手可得的，先認識了水，才知道最適合自己的淨水方式。

　　如果不是用自來水，而是用地下水，家裡的水可就沒有那麼多單位在把關，若不了解水質，很容易出問題，為求謹慎，最好要自行檢驗。

臺灣東部和南部的地下水，硬度比較高，水中含鈣和鎂，這個特性影響到的是口感，不影響健康。很多人怕喝這種水，認為鈣質過量，會引發結石，其實是多慮了。因為結石與體質有關，而鈣的主要來源是食物，不是水，你吃一碗豆花所吃到的鈣，很可能遠高於你好幾個月喝水量裡面的鈣。如果還是想要去除掉，也很簡單，只要煮沸就行了。燒開水的水壺會慢慢出現白色的結垢，這就代表水的硬度已被除掉，定期把水壺刷洗乾淨就好了。

臺灣西南地區、東北地區，地下水都曾被驗出砷。砷進入人體就會快速廣布於全身器官，會導致烏腳病、也和動脈硬化、肺癌、腎臟癌、膀胱癌、糖尿病、高血壓有關。如果會用到這樣的地下水，那就務必裝設逆滲透（RO）濾水器才行。

如果家住在農業區域，又以地下水為飲水，就要特別注意硝酸鹽的問題。因為施肥過的土壤常有過多

的氮，進入水層，變成硝酸鹽氮的污染。對成年人來說，雖沒有立即影響，但亞硝酸鹽與胺類結合後，就會變成亞硝酸胺這種致癌物質，會引起腸胃道和肝臟的癌症。對於一歲以下的嬰兒，會影響到紅血球輸送氧氣的功能，造成「藍嬰症」，全身缺氧、皮膚缺乏血色。地下水裡的硝酸鹽氮，必須用陰離子交換樹脂或逆滲透的淨水器，才能去除掉。如果家裡沒有這些設備，建議泡牛奶給嬰兒喝的時候，改用瓶裝水，或是用處理過的自來水，不要用地下水。

　　有些人會提著大桶子去加水站買水，或是去山上裝山泉水，覺得這些水喝起來清甜，安全又有益健康，這些其實都只是心理作用。過去曾經有人去檢驗加水站的水，結果發現裡面還有餘氯、三氯甲烷，根本就是自來水而已，必須要煮沸才能去喝。

　　至於山泉水，它是屬於淺層的地表水，很容易受到山區人類或動物活動的污染，最常見的就是糞便、

寄生蟲、各種細菌，所以一定要煮沸才能飲用，千萬不要拿杯子接了就喝。不得已要買瓶裝水的時候，只要選個平價的大品牌就可以了，不需要花大錢買名牌礦泉水，但也不要買來路不明的雜牌，那很可能都是自來水混充。

至於有些標榜特殊的水，其實都沒有科學根據，例如什麼紅外線水、能量水、海洋深層水，這些都是噱頭，不需要過度看待。例如海洋深層水，其實就是用逆滲透淨水設備把海水的鹽分去除掉，有廠商宣稱水中留下了珍貴有益的成分，其實是自打嘴巴，因為逆滲透處理是把水中離子、重金屬、農藥、細菌、病毒、硬度、臭味通通去除掉，剩下沒有雜質的水，是不會留下什麼特定成分的。

使用不同水源需注意之水質問題

水源	水質問題	健康效應	改善方法
	餘氯不足	缺乏餘氯去除水中可能存在之病原體	加氯或煮開後再行飲用
自來水	濁度偏高	影響適飲性，不影響健康	加裝過濾裝置
	三鹵甲烷	長期暴露可能提高致癌風險或導致生殖危害	本身為揮發性，水煮沸後掀開鍋蓋再煮三分鐘
	砷	懷疑與烏腳病有關	停止飲用或使用逆滲透處理
地下水	硝酸鹽氮	在人體內可能轉為亞硝酸鹽氮，導致藍嬰症	以陰離子交換樹脂去除或使用逆滲透處理
	大腸桿菌群	水中可能有其他致病微生物之存在	加氯消毒或煮沸後再行飲用
	原生動物、微生物	可能傳播疾病	加裝 1 μm 濾心之過濾設備或煮沸後再行飲用
山泉水	大腸桿菌群	水中可能有其他致病微生物之存在	加氯消毒或煮沸後再行飲用
	硝酸鹽氮	在人體內可能轉為亞硝酸鹽氮，導致藍嬰症	以陰離子交換樹脂去除或使用逆滲透處理

（資料來源：校園用水安全維護管理手冊完整版 2014 年版，第 9 頁）

逆滲透最好？不見得

很多人會想，既然逆滲透淨水設備這麼強大，可以去除所有雜質，那裝它就對了？千萬不要衝動。逆滲透確實是很好的處理設備，但它本身就價格不斐，而且它的價值必須透過複雜、完善的管理維護才能發揮，一般民眾沒有能力做到，因此購買設備後，還要再花不少錢，定期請廠商來做維護管理，平均每年要五、六千元。所以除非確定水含砷或硝酸鹽氮，否則這個錢可以省下來。

像我住在臺北市，我知道我們家水質不錯，大樓水塔也有按時清洗，所以我就只有煮沸，沸騰後掀蓋再煮三分鐘，讓三鹵甲烷飄散，就可以喝了。

如果還是會怕、還是要裝濾水設備才能安心怎麼辦？王根樹教授建議只要最普通的過濾器，濾心選能夠去除泥沙固體物質的就好了，頂多再加一個可以除

臭、除農藥的活性碳濾心，這兩個就夠了。前置濾心只要一、兩百元，可以延長活性碳的壽命，每個月都可以換，活性碳濾心頂多五、六百元，可以半年更換一次。

用濾水器的時候要記得觀察濾心的變化，它一定會慢慢變髒，只要水流還順暢就不用擔心，如果完全不會變髒，可能是水很乾淨，或是濾心根本擋不住髒東西。如果只用一個禮拜就變很髒，那表示水特別濁，可能要了解一下原因。

我看過電視上有臭氧淨水設備的廣告，覺得有點擔心。因為臭氧雖然也可以淨水，但是他必須在不銹鋼或玻璃的隔離槽裡面作用，不能讓臭氧跑出來，不能搭配塑膠水管，運作時旁邊也最好不能有人，否則人的鼻黏膜和周邊設備都會很快受到傷害。

整體來說臭氧淨水設備是很危險又很複雜的，我覺得不能在家裡操作，應該放在自來水廠裏用比較安

全。王根樹教授跟我說，高雄現在是全臺唯一有高級自來水廠的地方，除了一般水的處理步驟，高級廠還有逆滲透、薄膜、活性碳、臭氧等功能，可以確保水質安全穩定。

不過高級廠目前是賠錢經營，無法普遍設置，王教授說他算過，如果民眾同意水費上漲大約三成，就能讓全臺灣的自來水廠都高級化。我很同意。如果能透過一次次社會事件，讓大眾更認識自己所喝的水，或許就會願意付出更多，支持相關建設更進步。畢竟源頭把關做好了，也不用煩惱要花錢裝什麼淨水設備了。

從 RCA 事件看地下水污染的嚴重性

地下水一旦受到污染，造成的傷害規模之大，不是人數和面積可以表達，而是連下一代的健康都賠

上。過去這些年，我投入很多心力去研究美國無線電公司（Radio Corporation of America，簡稱 RCA）違法排放有機溶劑廢液的惡果，大範圍的地下水污染，奪走居民、員工和他們子女的健康。

　　RCA 專門生產電視、音響、通訊設備，1919 年起在美國起家，1960 年代初期為了迴避日漸嚴格的美國環保法規、降低生產成本，開始尋求海外據點，1970 年在桃園市中山里設立臺灣總廠。當時的生產過程需要使用大量的三氯乙烯、四氯乙烯、三氯乙烷、二氯甲烷等有機溶劑，種類高達三十一種，甚至還包含國際癌症研究署（International Agency for Research on Cancer, IARC）認定的一級致癌物。

　　臺灣 1980 年以前缺乏有機溶劑回收機制的監督，RCA 便將大量用過的有機溶劑隨意傾倒、掩埋，甚至直接倒入水井。這些惡行直到 1994 年才遭到舉發，但污染已經遍及土壤和地下水，甚至已擴散到廠區外，

污染附近社區二十口民井，數十種的污染物質濃度超出標準值數十倍至數百倍。污染太嚴重，環保署經過多年的整治還是無法降低污染物濃度，只能在 1998 年宣布 RCA 桃園廠址為永久污染區，等於是對這塊土地及其地下水宣告死亡。

　　為了協助 RCA 員工和居民討公道，我擔任專家證人，總共出庭將近五十個小時，只希望好好公開說明這些克服艱難限制、得來不易的研究成果。

　　比較地下水污染濃度高和低的區域，發現高污染區男性肝癌死亡率為低污染區的 2.57 倍；1990 年到 1997 年的肝癌死亡率更高達 4.17 倍。高、低暴露區的婦女所生的 18,790 個胎兒，發現高暴露區的早產危險性提高到 1.6 倍，相較於其他完全沒有污染的地區，連低暴露區的胎兒早產率都提高到 1.2 倍。

　　我對 RCA 廠員工下一代的研究也發現，女性員工如果受孕前後任職於 RCA，孩子的癌症風險是一般人

的 2.26 倍，白血病風險更高達 3.81 倍；男性員工的孩子則有較高的嬰兒死亡風險，特別是先天性的心臟病。進一步分析受雇年資發現，受雇超過十年的男性員工，孩子的死亡率甚至高達一般孩子的五倍，而受雇滿一年的員工，下一代的先天性缺陷死亡率也高達一般人的 3.75 倍。

　　總的來說，RCA 公司曾經一度大力貢獻臺灣經濟起飛，代價是上千名員工罹癌，上百名員工死於癌症，工人子女罹癌和先天缺陷的風險提高，附近居民也更容易死於癌症、更容易生下早產兒。沉痛的代價雖然帶動了環保法規的推進，但人所受到的傷害卻無法逆轉。我由衷希望大家一起關心和努力，讓臺灣自然環境和人的健康，都受到愈來愈完善的保護。

民以食為天
安心勾勾表

　　生活中有哪些讓你暴露於有害物質的危險因素呢？這些你都注意到了嗎？

　　一起來檢查！做到了就打勾，還不能打勾的，放在心裡，繼續努力！

☐ 外帶熱食或飲料，自備抗酸抗油耐熱的容器盛裝。
例如五號塑膠（PP）、不鏽鋼、玻璃等材質。

☐ 減少使用乳液、香水、沐浴乳等含塑化劑的美妝衛生用品。
尤其孕婦及兒童，應避免使用。

☐ 吃東西之前，用肥皂，按照標準程序（內外夾弓大立腕）洗手。
特別是兒童，要鼓勵他們確實做到。

☐ 少吃罐頭食品，以免攝取到罐內塗層的物質。

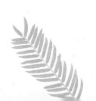

☐ 如需使用塑膠水壺、奶瓶、奶嘴，選不含雙酚A的產品。

☐ 選用不含全氟碳化物塗層的鍋具和衣料。

☐ 如需使用含全氟碳化物塗層的鍋具和衣料，遵守下列原則：烹調溫度不得高於 230 度、若有磨損就不能再用、摸過衣料要洗手。

☐ 知道各種蔬菜瓜果的正確清洗方式。

☐ 攝取的海鮮種類盡可能多樣化，要懷孕／懷孕中／哺乳中的婦女吃遠洋大型魚類的次數，每週控制在兩次以內，每次分量控制在 100g 以內。

☐ 知道如何查詢住家所在地的自來水水質狀況，並且定期查詢。

☐ 知道自家的水管材質，如有鉛管，已完成更換。

☐ 針對自家水質狀況，選擇最恰當的淨水方式。

☐ 不買品質沒保障的水，不喝未經消毒的泉水。

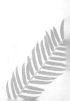

家是避風港

　　家很可能是大部份人每天待最久的地方，太太能不能成功懷孕、胎兒發育狀況、孩子是否常生病、有沒有難纏的皮膚過敏或氣喘毛病……這些，都和家庭室內環境息息相關，當你懂得其中的關聯，就會更有動力做出改變。現在要買房很難，但我要鼓勵大家，打造一個能保護全家健康的小窩並不難！

房東好心除蟲，反倒嚇跑醫師房客

　　一般人想到農藥，都會直接聯想到各式各樣的蔬菜水果，但其實農藥還有一個更長時間貼近你我身體的來源，大家卻失去警戒，那就是居家環境。我是在大約四年前，因為協助處理學生的租屋問題，才發現屋子裡會有這麼多農藥。

　　我的學生林醫師，熱愛自然環境和社區醫療，還在當實習醫師時就和我很投緣，他去偏鄉服務、出國留學之前都來跟我討論，結婚時還找我當證婚人。沒多久，我收到他寄來一封標題「緊急」的求助信。

從一封緊急求助信　開始找答案

　　他說，他們夫妻倆找到一間中古公寓，屋況不錯，房東人也很好，不過因為前任房客養了好幾隻大狗，他請房東先除蟲。搬進去之後，卻發現整間屋子有一股刺鼻氣味。林醫師打電話問除蟲公司，才得知他們使用的複合除蟲藥劑成分，包括具神經毒性的有機磷殺蟲劑——陶斯松。

　　林醫師非常震驚，因為他的妻子已經懷孕了，很擔心對腹中寶寶有影響。他除了請妻子先回娘家暫住，拼命增加這間中古公寓的通風、用漂白水到處清潔，實在不知道還能怎麼辦，只能趕緊寫信給我，希望跟我討論。

　　我感受到他的焦慮和無助，便幫他牽線，向相關研究領域的熟識朋友借用採樣儀器，到他家收集了每個房間、浴室、客廳的灰塵和空氣樣本，盡速完成檢

驗，結果發現所有樣本都含有 4 到 7 種農藥。

農藥專家大驚：這是什麼房子！

殺蟲劑（賽滅寧 0.46~32.16ppm、百滅寧 0.04~0.48ppm、芬普尼 0.01~0.04 ppm、安丹 0.02~ 0.03 ppm）、殺菌劑（大克爛 0.5 ppm、貝芬替 0.06~8.18ppm），這些農藥在他家各處的灰塵樣本裡面都有。雖然這些算是毒性相對低的農藥，殘留量也都小於 1 ppm，但它們絕不是完全無害的。

ppm 是一個濃度單位，可用來說明待測物質佔整體環境（體積或重量）的百萬分之幾。

美國環保署已經將芬普尼、賽滅寧、貝芬替列入「可能的人類致癌物」。已有研究證實芬普尼（fipronil）會造成肝毒性和導致骨髓病變、生育能力降低、影響男女性別的生殖器官發育。賽滅寧等除蟲

菊類的農藥，也是潛在的環境荷爾蒙，在動物實驗中看得到對子代的生育功能有負面影響。

　　聽起來很糟吧，但這還不是最糟的。真正讓所有人大驚失色的，是所有的灰塵樣本和所有空氣樣本裡面，都有具神經毒性的有機磷殺蟲劑——陶斯松，殘留量高達 209.09 到 1,009.85ppm，單看所有空氣樣本，也有 0.002ppm 到 2.089ppm 的量。

　　為了了解這個殘留濃度代表的意義，我趕緊到環保署毒管處的毒理資料庫去查詢。看完一堆資料之後，我發現如果依照使用說明的稀釋濃度，不論在家庭空間、宿舍房間、廚房、儲藏室、辦公室、交通工具，噴灑陶斯松去除害蟲之後幾天內，空氣中陶斯松濃度最多都不會殘留超過 0.001ppm。對照林醫師那間屋子，至少是除蟲後一週、初步清潔過才測的，竟然最低還有 0.002ppm，最高達到 2.089ppm，可以合理推測，除蟲公司為了快速達到強效而下猛藥，根本沒

有充分稀釋，不但讓住戶承受「遺毒」，對於噴藥的工作人員也很危險。

　　這下子，連幫忙檢驗的農藥專家都無言了，除了大嘆「這是什麼房子！」，已經給不出有效建議，只能說清潔再清潔，通風再通風。但他們夫妻倆已經清到不知道還能怎麼清了，又即將迎接新生兒，最後決定，不租了。林醫師把檢驗結果告訴房東，房東也覺得很冤。

家庭用殺蟲劑　成分就是農藥

　　其實家庭用殺蟲劑，跟田裏面的農藥成分是一樣的，只是改變了劑量和濃度，使用方式不同，名稱便不同了：同樣的化學品用在住家及環境上就叫環衛用藥，用在農業林業上就叫農藥，用在貓狗寵物身上就是動物用藥。

農產品採收通常是在噴藥後好幾天，讓農藥自然散去、被植株代謝掉，但是在室內空間噴灑可能就又是另一回事了，而且從林醫師的例子我們可以發現，即便經過漂白水擦洗過後，濃度還是很高。

　　因此家裡如果有易感族群，建議採用對身體比較沒有危害的物質，例如預防蟑螂，除了不要讓蟑螂接觸到水源或是食物外，可以用對人體沒有直接危害的硼酸，放置在幼童不易取得的地方就可以了，減少去使用其他對人體毒性較強的殺蟲劑。使用含敵避（DEET）的防蚊噴霧劑時，除了盡量不要給兩歲以下兒童使用，也要多注意濃度和使用頻率，10％的敵避濃度可持續兩小時左右，30％ 敵避基本上就可持續6~8 小時，敵避和防曬乳最好是分開使用，不要同時擦。

　　此外，家裡如果有寵物，平常應該在前端勤預防寵物跳蚤，遠勝事後噴灑含有農藥的殺蟲劑，例如至

少每兩週為寵物洗澡，寵物的衣巾用熱水消毒，定期使用體外驅蟲滴劑。假若蟲蟲已經入侵，真的不得已要用到殺蟲劑，務必要依照藥劑的說明去使用，或是委託確實遵照安全方式除蟲的合格環境用藥公司。

自己裝潢愛巢或許並不浪漫

身為一個環境職業醫學科的醫師，我投入很多時間心力在研究「有機溶劑」對健康的危害，不過我發現一般人聽到有機溶劑四個字，都沒有太大興趣，覺得這種物質離自己很遠。如果我說，當有機溶劑揮發到空氣裡，變成所謂的揮發性有機化合物，普遍存在於家裡、停車場、工作室的空氣中，大家就會豎起耳朵聽了。

變調的浪漫裝潢和 DIY

我演講時最常舉的例子，就是新婚夫妻。現在新

婚夫妻通常買不起新屋，但幾乎都會局部整修裝潢、製作新家具，自己 DIY 做木工家具、刷油漆、貼壁紙、貼地板。親自參與家居改造，是許多小倆口共築新生活的浪漫過程。我想提醒的是，在這過程中很可能接觸到非常可觀濃度的 VOCs。

大部份的新建材都經過有機溶劑處理過，會揮發 VOCs 一陣子，而油漆、木工、組裝等裝潢過程，也會直接使用到許多有機溶劑。室內空間的空氣流通有限，如果人在裝潢期間就住在裡面，或是整修好立刻搬進去，那可就不浪漫了。這等於是天天吸入 VOCs，會導致男性精液質量下降，女性月經週期紊亂。

如果是全新成屋那就更不用說，可能不只是自己家裡，從家門外、電梯間就開始呼吸到 VOCs 了。有研究發現，如果油漆後的空間沒有通風，就算經過三個月，室內空氣的甲醛濃度還是高到超標的。

親自改造很好、很浪漫，不過我會建議，改造期

VOCs

VOCs（volatile organic compounds）是揮發性化學物質的總稱，在常溫下以氣體形式存在。常見的有甲醛、丙酮、異丙醇、三氯甲烷等，VOCs 大多具有致癌性，容易危害中樞神經系統，引發皮膚過敏，增加肝、腎毒性。一般室內常用總揮發性化學物質（Total VOC,TVOC）包含苯、甲苯、二甲苯、四氯甲烷、三氯甲烷、1,2- 二氯苯、1,4- 二氯苯、二氯甲烷、乙苯、苯乙烯、四氯乙烯、三氯乙烯十二種揮發性化學物質總和作為測量室內空氣品質好壞的標準之一。

間通風要好，人要住在其他地方，完工後至少再通風三個月才能住進去。如果想要生小孩，最好先斷絕 VOCs 污染至少六個月，讓身體盡量代謝掉這些物質，之後再懷孕。

　　我認為盡量推廣不含 VOCs 的環保建材也很重

要。我認識一位日本學者森千里（Chisato Mori）教授，他的無化學城鎮計畫（chemiless program）有重要發現。

他在位於千葉大學的校園裡蓋了四棟傳統的兩層樓日式建築，盡量選擇不含 VOCs 的家具和建材，然後在一年四季分別監測 117 種 VOCs 含量，並觀察入住的大人和小孩的健康變化。研究發現，如果室內空氣中 VOCs 總濃度低於 250μg ／ m^3，即使是過敏體質的人也不會表現出**病態大樓症候群**的症狀。

要怎麼挑選健康的建材呢？我建議大家優先選用具備「健康綠建材標章」的產品。綠建材是對人體健康不會造成危害的建材，具備低逸散、低污染、低臭

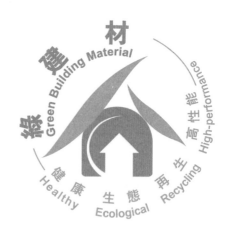

病態大樓症候群（Sick Building Syndrome）

病態大樓症候群（sick building syndrome）和室內的空氣品質有關，在新的或重新改建的建築物尤其容易發生，病態大樓症候群容易出現喉嚨乾燥、眼睛鼻子或皮膚過敏、頭痛、頭昏眼花等症狀，有些人可聞到輕微且持續性的異味。通常這些症狀在員工到大樓上班後才發生，下班或離開大樓，尤其在週末假日，症狀就減輕或消失，因此稱為病態大樓症候群。

參考資料：https://goo.gl/c7RK4s
https://goo.gl/PTknN4

氣、低生理危害等特性。「健康綠建材標章」的性能評定基準是參考國外先進國家的規定，搭配內政部建築研究所的長期研究成果，同時將臺灣本土室內氣候條件納入考量，為建材逸散的「總揮發性有機化合物

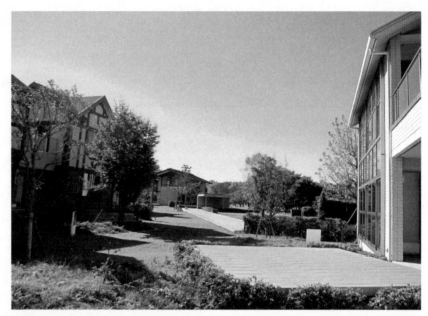

日本千葉大學校區內打造無化學城鎮計畫。

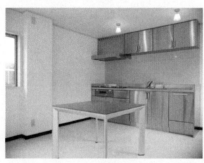

無化學城鎮計畫室內的廚房一隅，廚房設備盡量選擇不會製造 VOCs 的環保材質。

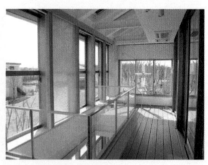

無化學城鎮計畫建物走廊。

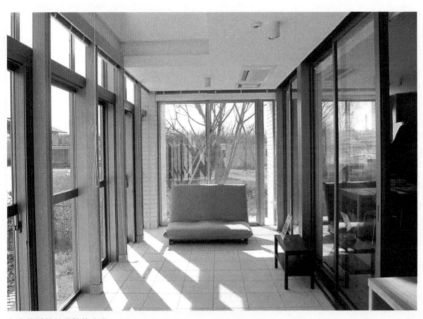

無化學城鎮計畫建物走廊。

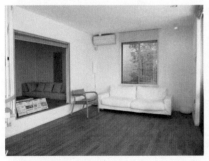

找到志願者到無化學城鎮建築物室內，進行人體感測實驗。

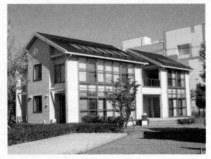

無化學城鎮建築物外觀。

photo credit: Chemiless Program, Prof. Chisato Mori & Prof. Emiko Todaka, Chiba University, Japan
照片來源：森千里教授及戶高惠美子教授

（TVOC）」及「甲醛（formaldehyde）」訂定逸散速率基準，其中 TVOC 基準就包括了十二種指標性 VOC 污染物的總和，算是相當完整的評估基準。

甲醛是 VOCs 的一種，會特別被拉出來評估，是因為它用途廣泛，但卻有致癌疑慮。人造板材、塑料地板、化纖材質的塗料和黏著劑有甲醛，發泡膠、隔熱層、織物、地毯及樓板面材也有甲醛。甲醛有刺鼻氣味，會讓眼睛和呼吸道都非常不舒服，它也是確定的人類致癌物，長期暴露在高濃度的甲醛環境中，可能引起呼吸道疾病、染色體異常、影響生長發育，甚至可能誘發腫瘤。黏著劑和建材中的甲醛會持續逸散出來，污染室內空氣，如果通風不良，濃度就會居高不下。

我樂見日本和臺灣慢慢有更多研究出來，支持這些對身體好的建材更普及，或許以後臺灣社會建造房子不只是追求「綠建築」，更是提升到以「健康宅」

的概念為核心去設計，建材、通風、日照、節能等面向，都友善環境、有益健康，將人在其中生活的細節都考慮進去，用建築物本身去引導人每天都有適量的身體活動，例如多走動、多伸展等。

藝術工作室、美容美髮和乾洗店的隱憂

現在有很多人喜歡在家裡打造一間工作室，進行藝術方面的興趣，也很可能使自己暴露於大量高濃度的VOCs。例如油畫顏料，木工作品的黏膠、保護漆、裝飾漆，美甲所需的指甲油、去光水也都含有機溶劑，人創作過程不知不覺持續吸入VOCs。

有機溶劑的毒，和「美」有關的職業都要特別注意。我每次去剪頭髮整理儀容，如果不小心被噴了造型液，就會很想趕快回家洗頭，個人很不喜歡那種味道。每次想到那些在髮廊、美甲工作室工作的美容師

就很擔心，她們幾乎無法避免接觸、吸入有機溶劑，只能盡量阻絕，但有時候為了趕時間、為了說服客人產品是「純天然」，根本連手套都不戴了，更不用說口罩，工作場所的通風品質通常也不太好。

我的提醒是，不論是藝術工作室或美髮美甲，最好開窗通風、裝置電風扇或抽風設備，促進新鮮空氣流動，操作者最好戴著活性碳口罩。最後建議，雖然藝術令人廢寢忘食，也千萬不要倒頭就整晚睡在工作間裡面。

還有常見的衣物乾洗也要小心有機溶劑的危害。傳統的乾洗用的是石油系、三氯乙烯或四氯乙烯等有機溶劑做為主要乾洗原料，三氯乙烯或四氯乙烯，這兩種有機溶劑也是造成 RCA 員工及其子女癌變的禍首。有些衣服若真的還是得乾洗，我提供我們家的做法給大家參考。任何衣物乾洗完，拿回來就先拆掉塑膠套，選天氣好的日子掛上陽臺，給它掛上一個禮拜

都沒關係，自己聞聞看，等那個乾洗味淡掉了，再收進衣櫥或拿來穿，千萬不要連同塑膠套一起立刻收進衣櫃，或是立刻就再穿上身啊。現在也有些乾洗店用不同於傳統的有機溶劑作為乾洗原料，對於保護環境和人體健康比傳統的有機溶劑較佳，也許可以作為另外的選擇。

地下停車場給你滿滿的 VOCs

談完了室內活動空間，我想提醒大家別忘記室內停車場，也是 VOCs 揮之不去的地方。

我現在住的學校宿舍，住在一樓的師母每天早上都會親自去地下停車場打開抽風機，等到要上班的車子都出去得差不多了，她再去關掉。她說，不這樣的話，早上通勤的車輛接連發動，超難聞的氣味就會持續從車道溢散到她家門口，搞得她一早就烏煙瘴氣。

　　理論上車子不論是要發動還是要停車，在停車場裡的移動、待車的時間都沒有很長，空氣怎麼會總是這麼難聞呢？那是因為在剛發動和待車的時候，車輛廢氣中的 VOCs 濃度特別高。儘管如此，卻很少有停車場整天開著抽風機，因為那樣太耗電了，通常只有每天固定時間開抽風機，所以味道總是很重。

　　現代都會寸土寸金，地下停車場愈來愈多，越挖越多層，很需要管理員維護，他們有的坐在車道入口收費，有的引導駕駛找車位，有的協助操作機械式停車位，幾乎都需要長時間待在停車場裡面。我很擔心這些工作人員，如果工作單位缺乏有效的抽風、沒有按時換班，他們的 VOCs 暴露量會很驚人。

　　除了停車場管理員，車輛駕駛其實也會吸到很多VOCs。在停車場的時候，車輛移動或等紅綠燈的時候，不論空調循環模式為何，路上的廢氣還是多少會進入車內空氣。

大家想像一下，天亮了，你從一個散發 VOCs 建材的房子起床，進到滿是 VOCs 廢氣的地下室，車子行經廢氣濃濃的尖峰時段大馬路，進到另一個地下停車場，再搭電梯進入一個 VOCs 建材辦公室。這過程的好處是不用日曬雨淋、幾乎不用走路，代價是品質不佳的空氣，以及人最基本的體能活動。這樣的生活方式健康嗎？我鼓勵大家再想一想。

從職場暴露認識有機溶劑的健康危害

有機溶劑的健康危害是非常確定的，主要是生殖危害和神經毒性，再來就是肝腎毒性，可能導致癌症、不孕、白血病、周邊或中樞神經損傷，甚至會禍遺子孫，導致畸胎、先天缺陷，還有兒童癌症……這些醫學實證大多是建立在許多底層工人的犧牲上。

直到現在，工人因有機溶劑而急性中毒、慢性中

毒的事件是層出不窮的，只是沒有受到社會大眾的關注。臺灣已經是全球消費性電子產品的生產重鎮，家家戶戶都有手機、電腦、平板、電視。我想，每個人都有責任要了解，這些東西的製造，讓工人們面臨什麼樣的處境。

有機溶劑是重要的工業清洗劑，特別是消費性電子產品，例如半導體蝕刻後一定要清洗，這步驟必須重複很多次，而液晶螢幕在出廠前，也要經過有機溶劑的擦拭。這些工廠起碼都用四、五十種有機溶劑，因為業界認為混和配方的清洗效果最好。這麼多種溶劑攪和在一起用，安全嗎？很難保證。

我們過去的研究發現，男工的工作特性，容易在短時間內暴露大量有機溶劑，暴露量可能比生產線上的女工還高。他們有的在供應室負責溶劑配送，那裡空氣非常非常難聞。有的是設備維護工程師，機器一出問題，他們就要立刻來拆卸東西，這個時候是最危

險的，很容易暴露到毒物，也很容易發生意外。我研究這些男工發現，他們的孩子先天缺陷比較多，特別是心血管疾病。

至於女工大多比較細心，大部份在生產線上，是少量、持續地接觸有機溶劑。她們月經週期都會亂掉，而且受孕機會下降，即便受孕也容易因胚胎異常而做人工流產，想生育的女工都感覺很挫折。

一般認為生產線女工已經很危險了，其實最危險的職務是在裝箱出廠前，負責人工檢查和擦拭的品管步驟。我們在現場空氣測到 VOCs 濃度可以高達兩萬 ppb，很嚇人。業者的想法是，那邊是用丙酮和異丙醇在擦，跟指甲油去光水類似，濃度也不高，應該不很毒吧？所以完全沒有管制，也沒有抽風。但我們研究發現在該區域工作的女工，幾乎都生不出小孩。你就可以想像，就算是指甲油去光水這麼看似無害的有機溶劑，如果日復一日地吸入，還是會損害健康。

過去半導體產業，工人可以只伸手進去作業，但液晶螢幕呢？現在液晶螢幕越做越大，我去工廠看，整個製程都是超大一片的。臺灣生產液晶螢幕是不落人後的，產量非常高，這讓我很擔心 VOCs 的問題可能更嚴重了。

我有個學生在一家高科技廠當廠醫，他拼命和公司溝通，才把原本只達低標的濃度降到法令標準的一半，結果還是不理想。有一天他來問我「老師，去年我們工廠共有一百個女工生小孩，其中就有三個是唇顎裂，這……算不算異常？」我跟他分析，一般小孩的所有先天缺陷總合起來的發生率是 3％，單獨唇顎裂的自然發生率是連 1％ 都不到，一百個裡面有三個，發生率已經有點偏高了，而且根據實證，有機溶劑確實和唇顎裂的發生有關。雖然我沒辦法說一定是有機溶劑的影響，但是我告訴學生，應該要當成一個警訊，濃度降一半對於母嬰保護可能還是不夠的。

你可能不知道的母性保護

　　母親是家庭和社會的支柱，孕育下一代的使命重大，不僅需要周遭親友的幫助，也需要政府的努力和支持。

　　政府在職安法第三十條、第三十一條及女性勞工母性健康保護實施辦法都有針對女性勞工母性的相關工作規定，以保護母親在（1）育齡期：主要為保護其生殖機能，評估是否有潛在危害及風險會影響其成功受孕。（2）妊娠期間：主要為保護母親個人健康與妊娠各階段胎盤及胎兒的成長。（3）分娩後未滿一年之女性勞工：主要保護分娩後母親之健康恢復及嬰兒，避免影響產後母體健康之恢復及接觸危害物質，導致因哺乳而間接傳輸嬰兒可能引起之健康危害。

　　可藉由危害評估與控制、醫師面談指導、風險分級管理、工作適性安排及其他相關措施，針對女性員工在工作環境的人因、化學品、輻射等危害做規範。

資料來源：勞動部職安署〈工作場所母性健康保護技術指引〉。

半導體廠商一向很小心，因為美國過去曾有一個兒童因為暴露於半導體廠的毒物，導致先天缺陷，在實證資料支持下，法院判決這個業者必須賠償小孩兩千萬美金。

從此之後，半導體公司非常小心謹慎，極少有公司被認定疏失或承認錯誤。所以韓國三星被迫承認疏失，是一件不得了的大事，會影響臺灣和美國很多還在法院纏訟的案子。

有些業者委託的國際學者，會無視資料的缺陷，只想證明白血病風險不高。官方主導的國際研討會，甚至任憑業者擅自扭曲各國專家的意見，來為他們背書，引發過我們臺灣團隊嚴正的抗議。所以我在國外開會的時候，都會先表明自己沒有任何利益衝突，沒有拿任何利益團體的錢，我根據臺灣的資料進行分析，讓資料說話。

現在世界上做半導體產業健康危害研究的團隊大

致就三個：美國、臺灣、韓國。美國的研究著重產品，臺灣和韓國則專注於勞工健康。相對於石化業的失控污染，我認為半導體產業的污染還算在可控制的範圍，我的研究初衷不是要打倒產業，而是能協助這些產業改善，並且生存下去，希望更多人一起關心、努力，不僅僅是為了勞工個人的健康，還有這些勞工背後的家庭。

對抗 VOCs　活性碳 + 通風

　　回到我一開始談的生活面，如果就是不得不開車、不得不在有怪味的室內空間上班、居住，該怎麼自救呢？也不難。我用來對抗 VOCs 的小法寶，就是活性碳。活性碳可以吸附 VOCs。它會慢慢吸收、慢慢飽和，固定一段時間拿出去通風、曬太陽，就可以重複使用。

汽車裡外都有很多來自廢氣的 VOCs，所以我的車上都放有竹炭包。我剛搬進現在這個新辦公室的時候，覺得 VOCs 味道很重，就在櫃子最上面擺了很多竹炭包，放在櫃子上面。因為 VOCs 是往上蒸散的，所以我的習慣都是放高處，久而久之就沒味道了。

如果你的休閒嗜好可能暴露有機溶劑，進行的時候就要戴活性碳口罩，而且一定要通風。VOCs 蒸發很快，進入體內半衰期也不長，跟酒精代謝的時間差不多，半衰期大概幾小時而已，除非你做到廢寢忘食，又住在同一個地方，否則如果只是休閒嗜好，多半不會累積成毒害的。

居家三大空氣殺手：菸味、潮濕、油煙

　　點燃一縷菸，是吸菸者通往片刻寧靜的方式，也是許多家庭內部歧見難解的所在。在我這樣一個環境醫學專家眼中，菸，更是科學與文化激烈拉鋸的戰場。

　　現代人愈來愈在意吃的、用的、穿的東西是不是暗藏各種有害健康的化學物質，但是對於菸害，社會大眾的態度還是顯得迴避。每當看到有吸菸者在討論食安危機，我都很想跟他說：「這些所有的風險加起來，可能都比不過你手裡那根菸啊！」看見二手菸，我就想到七千多種化學物質，其中至少 69 種是確定致癌物質，例如砷、苯、鈹、1,3- 丁二烯、鎘、鉻、環氧乙烷、鎳、釙 210、氯乙烯；還有可能致癌物質，

像是甲醛、甲苯、苯并芘。

家有吸菸者的煩惱

　　臺灣吸菸率雖逐年下降，2015 年官方「成人吸菸行為電話調查」仍有近 17％國民吸菸，其中成年男性吸菸率有 30％，成年女性吸菸率也有 4％。在政府部門和民間團體的大力宣導之下，大家都對「菸害」耳熟能詳，吸菸者面臨戒菸壓力，就算想吸菸，也要努力避開不吸菸的人，特別是老弱婦孺。

　　不過，從統計數據看來，就算妻子懷孕，也很難促使吸菸的丈夫就此戒菸。

　　根據 2009 年官方電話調查我國 1,458 位 16~45 歲的媽媽，結果發現 14.5％受訪者在懷孕前曾接觸過菸品，其中 11.2％具有吸菸習慣，而在懷孕時有 2.3％的受訪者吸菸。一旦懷孕，停止吸菸的比率為 81％，直

到生完小孩，有近一半懷孕前為吸菸者懷孕時不吸菸的媽媽又開始吸菸。這顯示女性吸菸者在懷孕期間，很願意為了胎兒改變行為，但半數還是認為，只要平安生下孩子就可以繼續吸菸了。

反觀男性，不論妻子懷孕與否，吸菸率始終不動如山。我們在 2005 年做的問卷調查，追蹤 21,248 位剛生完小孩的家庭，也有類似的結果，發現母親在懷孕前吸菸的比例是 7.7％，到了第一孕產期降到 3.5％、第二孕產期則降到 2.8％；至於父親的吸菸比例在產前、第一孕產期、第二孕產期的比例分別是 53.7％、53.2％、53.1％。

這些持續吸菸的爸爸媽媽、阿公阿嬤，為了不影響另一半或兒女，大多會採取折衷做法，躲躲藏藏、畫地自限。他們常常獨自前往自家陽臺、公司後巷、社區中庭、馬路邊，公園裡也能看見有心分擔育兒工作的爸爸或阿公，遠遠站在遊樂場最外圍，一面目不

轉晴地關照孩子，一面進行「呼吸治療」。

　　我一向很少現身於報紙版面或電視螢光幕，最近初次嘗試參與錄製兒童科學節目。節目主持人是個小學五年級的女孩，在出外景的路途上，她叨叨絮絮地向我抱怨她和父親的菸味大戰。

　　「就算我都已經有氣喘了，還跟他約定，身上有菸味就不能抱我，爸爸就是不戒菸，還說這是他唯一的興趣。」這女孩的苦惱，不單是天天聞到討厭的氣味，更是對於自己和父親健康的擔憂和無奈，像一塊搬不走的大石頭，壓在心上。

　　我忍不住發揮環境職業醫學的精神，詳細詢問女孩父親的職業，才知道，原來是職業特殊，在同儕間不抽菸，就像不跟人泡茶聊天一樣孤僻。所以即便被女兒、老婆嫌棄，還是戒不掉，只能躲起來抽，盡量不影響家人。

　　「抽菸的壞處我自己承擔，絕不影響別人。」很多

人都會這樣說。但與最親密的家人,真的能如此俐落切割嗎?目前恐怕是不可能的,因為吸菸者的家人或許躲得過二手菸,卻難防三手菸啊。陽明大學郭憲文老師研究團隊發現,若是在室內或是室外半開放環境抽菸,則家中三手菸尼古丁殘留沒有顯著的差異,意即到陽臺或到住家附近區域抽菸,並不會減少家中表面尼古丁濃度的殘留。

「三手菸」(third-hand smoke)是指殘留在抽菸者的頭髮與衣物,或者抱枕與地毯上的有毒氣體與微粒,即使房間裡的煙霧散去多時,毒物仍不會消失。這些毒物包含了重金屬、致癌物質,甚至還有放射性物質。研究發現,三手菸中的有毒物質包括用於化學武器的氰化氫、油漆稀釋劑中的甲苯、砷、鉛、一氧化碳,甚至還包括具高度放射性的致癌物質等。所以當你走進有人抽菸的地方,聞到怪味而想逃跑,你的鼻子沒有說謊,這些東西的確有毒,所以你的大腦才

會告訴你，趕快離開。

爸爸吸菸，孩子生病

　　我要特別強調，吸菸這件事，絕對不是自己可以負責的。不論吸菸者把自己關在房間或是隔開一段距離，都不能杜絕二手菸或三手菸對兒童和胎兒的傷害，就算家裡的孩子看起來健康，其實他們的疾病風險上升，就連還在媽媽肚子裡的胎兒，也會受到影響。

　　我的研究團隊，針對四百多位誕生於 2004~2005年間、父親抽菸但母親不抽菸的孩子，從他們出生那一天，開始長期追蹤。這些參與研究的家庭，教育程度偏高，父親抽菸時也懂得避開妻小，結果卻令人訝異。這些寶寶不但在媽媽肚子裡就開始接觸二手菸，即便濃度很低，仍足以長遠影響他們的健康。

　　研究團隊發現，相較於臍帶血中尼古丁代謝物濃

度更低的新生兒，尼古丁代謝物濃度達到 1ng/ml，足以代表寶寶曾經接觸二手菸，除了出生時的身高、體重、頭圍都明顯較小，到了兩歲，語言和手部精細動作的表現也明顯較差。

　　除了傷害神經，胎兒時期暴露到二手菸，也將大大提高孩子罹患異位性皮膚炎的風險。即便臍帶血尼古丁代謝物濃度未達 1ng/ml，僅高於 0.2ng/ml，這些孩子罹患異位性皮膚炎的風險，也比濃度極低的孩子高出 3~5 倍。

　　二手菸甚至能讓新生兒在出生半年內，更容易生病住院。我曾研究 1,725 對親子，結果顯示，相較於父母沒有抽菸的寶寶，如果父親在母親懷孕期或產後抽菸，會顯著增加寶寶出生六個月內掛急診或住院的風險。而且，父親吸菸越多，風險越高，若父親在母親懷孕期間吸菸，每天吸菸十一根以上，寶寶六個月內住院的風險可激增為 2.36 倍。

當孩子步入青春期，旺盛的精力也將受制於二手菸帶來的氣喘問題。我在 2014 年發表於國際期刊的大型研究，分析 844,000 名臺灣國中生的出生資料和家庭二手菸狀況，結果發現，二手菸暴露量越高的青少年，經常氣喘、運動時氣喘的風險越高。家庭成員若每天吸菸 1~2 包，青少年經常氣喘或運動時氣喘的風險增為 1.4 到 1.5 倍，要是家庭成員每天吸菸超過兩包，氣喘風險更增為 1.7 倍到 2 倍。

不要激怒你的基因

人身上有幾個關鍵基因，掌管人體代謝掉二手菸有毒物質的能力。某些人因為這類基因有先天缺損，使他們的身體在遭遇二手菸時，更加脆弱、受害更深。

從我追蹤的這批孩子身上就可以看到，缺少關鍵代謝基因的孩子，即便臍帶血中尼古丁代謝物濃度很

低，出生身高、體重、頭圍還是因此而減少。如果既缺少代謝基因，臍帶血尼古丁代謝物濃度又比較高的孩子，更慘，從出生時的基本反射動作，到兩歲時的語言和精細動作，表現都明顯較差。

　　風險高低會受到基因影響，就不能改變，不必在意了嗎？正好相反。正因為你難以得知，自己是不是比較脆弱的那一個？避開環境中的危險因子，就是最實際、最有效的趨吉避凶法則。

　　更何況，愈來愈多研究證明，正常基因在懷孕期也可能被二手菸弄壞，進而改變身體和環境的互動，導致各種過敏疾病，例如異位性皮膚炎、氣喘。我在2013 年發表的研究顯示，孩子身上的 TSLP 基因可能在懷孕期間受到二手菸誘發基因甲基化，發生基因的永久傷害，進而導致孩子過敏或有異位性皮膚炎。

　　每次看到有人抽菸，我就想起那個眉頭深鎖的小主持人，想著可以怎麼樣用實驗室的專業來支持這樣

的孩子，也給他們的父母勇氣來面對問題。

　　或許，我去她家測測空氣，給她抽血驗個過敏指數？然後請爸爸試著戒菸一段時間，再測測看有什麼變化？說不定，這樣可以讓爸爸重新認識到，原來自己的一個選擇，對於孩子的健康，是多麼的關鍵啊！

無菸家庭小心　潮濕誘發過敏氣喘

　　談完證據確鑿的菸害，接下來我提醒大家注意另外兩個室內空污，是臺灣家庭裡絕對免不掉的：潮濕、油煙。

　　在臺灣大部份的無菸家庭裡面，受到氣候的影響，室內空氣污染的最大問題，其實是潮濕，因為它會帶來各種黴菌，有些黴菌菌種是跟過敏氣喘有關係的。我以前也不太重視潮濕，是在研究工業區附近居民肺功能的時候，意外發現潮濕的威力。

當時研究問卷請居民勾選各種影響家庭空氣的因素，包括總抽菸量、有無祭祀拜拜、煤炭爐、寵物、泡茶具，還有霉味。有些人家裡不分氣候，天天有霉味；有些人要雨季或連日下雨，家裡才會出現霉味。結果發現，家裡天天有霉味、甚至出現霉斑的人，不但肺功能較差，呼吸道過敏的比例也比較高。相較於只有逢年過節、初一十五、早晚定時祭祀，家裡整天焚香拜拜的人，肺功能和呼吸道的狀況也比較差。

　　我們曾經做過室內空氣與呼吸疾病相關性的研究。我們找了六個城鎮 5,072 位小學生做調查，包含居住在鄉村、都市和石化工業區的小孩，使用父母親填寫的問卷作研究。研究結果發現在都市的小孩慢性咳嗽、呼吸急促、鼻炎、支氣管炎的症狀較明顯。其中，與肺功能和呼吸道疾病最直接的因子，出乎意料的是溼氣和霉味。問卷區分雨季、連日下雨或是幾乎每天都有霉味的組別，結果發現出現呼吸道症狀的比

例呈現劑量效應關係。

　　所以，不是很多人都發現，過敏氣喘的症狀一出國就好了？關鍵因素就是，很多國家都比臺灣乾燥。如果天氣潮濕，呼吸道開始有點不舒服，就應該關上窗戶，打開除濕機，依照每臺機器適合的坪數，把家裡分成一區一區的輪流除溼，如果家戶環境能降低濕度到大約 40~60％，整個呼吸道就會舒服很多。

　　潮濕其實就是通風不良的後遺症。如果戶外空氣品質不會太糟，導引外氣進來，當風速比較快的時候，液體蒸發才會快，就能解決潮濕問題。但現在最大的問題是，戶外空氣可能很差。我是建議，一旦環保署監測公布空氣品質不良時，最好都不要開窗，但如果屋子緊鄰馬路邊，或是屋子所在的街道有很多烤肉店等排煙量大的場所，不論空氣品質數據如何，樓層是幾樓，窗戶都不要打開。

廚房門窗大開　抽油煙機開心酸

　　每到晚餐時間，家家戶戶開始飄出油煙味，抽油煙機隆隆運轉，不過大部份的油煙，其實還是被煮飯的人吸進去了。我是個家庭煮夫，對於抽油煙機的作用一直很好奇，為此還特別去請教了我們臺大公衛學院的通風技術專家陳佳堃老師，經他解釋，我才發現自己很多觀念都是錯的。

　　比如說，煮飯的時候廚房很熱，也會有油煙味，所以我都會把門窗打開，希望增加通風，光是這一點就大錯特錯，讓本來就效率不穩的抽油煙機，吸氣效果更差了。陳佳堃老師跟我說，當人站在爐子前並開啟抽油煙機時，氣流在你的身體前方形成兩個大氣旋，油煙進到氣旋就出不去，只能在人面前往上走，所以炒菜的人就自然聞到油煙。雖然眼睛可以看到煙被抽油煙機吸走，其實有更多眼睛看不到的煙，還在

你面前，因為大部份抽油煙機的吸氣效率實在是差強人意。

為什麼說大部份抽油煙機吸氣效率不高？他解釋說，吸氣就是要靠近吸、風速要快，才能將油煙吸走，但一般抽油煙機有個氣罩，很難安裝太低，而圓孔狀的吸氣口，吸氣速度會隨距離下降，如果安裝得高了，吸氣效率就會遞減到很差。比如說吸氣孔直徑是十五公分，每往下離開吸氣孔十五公分，吸氣速度就只剩下 10％，離開三十公分就剩下 3％，四十五公分剩下 1.5％。現在抽油煙機到爐面的距離，安裝操作手冊上常常是寫六十公分，這代表絕大部份抽到的都只是新鮮空氣，真正吸到的油煙連 1.5％ 都不到。

一臺設計良好的抽油煙機，能夠控制氣流不要跑出去，再用高速的吸氣技術把油煙抽走，但如果你大開門窗、電風扇，把氣流都吹亂了，那麼再優秀的抽油煙機也是白搭。要維持廚房通風又不傷害抽油煙機

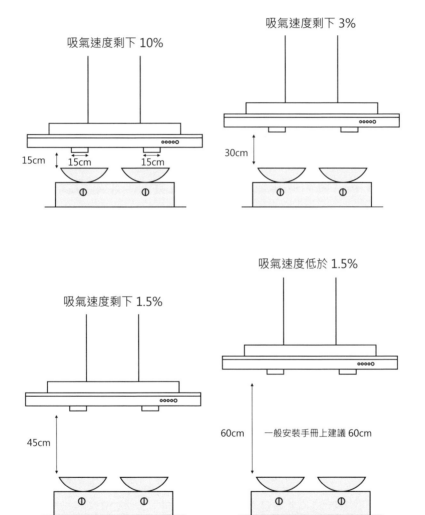

吸氣速度剩下 10%

15cm ⟷ 15cm ⟷ 15cm

吸氣速度剩下 3%

30cm

吸氣速度剩下 1.5%

45cm

吸氣速度低於 1.5%

60cm 一般安裝手冊上建議 60cm

效率，正確的做法是保持廚房臨陽臺的門窗關閉，抽油煙機抽氣時，僅保留廚房與客廳的出入口，讓新鮮空氣可以流進來，但進風速度不能太強，只能微風，才不會吹亂氣流，降低抽風效率。

如果上面提到的這些方法都不可行，那炒菜時只好戴上口罩。要挑選密合度夠的口罩，才不會讓油煙從隙縫高速衝進來。口罩拿下來的那一瞬間，氣流會灌入我們的口鼻，所以最好爐子關了之後，讓抽油煙機再運轉個 5~10 秒，甚至是菜都端上桌了，再關掉抽油煙機，最後才脫下口罩。

空氣清淨機擺放位置學問大

最後來談談空氣清淨機。怎麼選購，有許多參考資訊，不過買回家怎麼擺，倒是沒什麼人談。針對這一點我也請教過陳佳堃老師，得到一些寶貴的原則。

空氣清淨機就像一臺小暖扇，有範圍限制，要跟著人挪動，要放在身邊的效果最好。因為從空氣清淨機氣口噴流出來的影響範圍，只能在氣口寬度 120 倍的距離內，讓人確實感覺到空氣清淨的效能亦有限。氣口寬度假如是二十公分，那就是大約在兩公尺內都可以感覺到這個氣流的擾動。

　　我都把空氣清淨機放在座位旁，如果開冷氣，只要微風就好，以免讓氣流大亂。如果開清淨機的同時需要開電扇，我就把清淨機放在電扇的後面，讓電扇吹出來的是乾淨的空氣，然後人就坐在電風扇的氣流範圍內。

　　晚上睡覺的時候，空氣清淨機放在床邊，只有靠近的那個人吹得到，而且出風口大約就是跟床一樣高，一吹到床就被擋住了，氣流都翻不過去。這個時候可以考慮把空氣清淨機放在一個穩定的平臺上，讓人睡覺的位置在噴氣的範圍之內，這樣就有整夜好空氣。

家是避風港
安心勾勾表

　　生活中有哪些讓你暴露於有害物質的危險因素呢？這些你都注意到了嗎？

　　一起來檢查！做到了就打勾，還不能打勾的，放在心裡，繼續努力！

☐ 依照產品的說明去使用室內殺蟲劑或寵物驅蟲劑。

☐ 委託確實遵照安全方式除蟲的合格環境用藥公司。

☐ 居家裝潢選用具備「健康綠建材標章」的產品。

☐ 房屋裝潢完成，至少通風三個月再搬進去。

☐ 剛裝潢好的空間，可以在櫃子高處放置竹炭包或活性碳。放置一段時間，經過日曬即可繼續使用。

☐ 不要睡在裝潢中的房屋或美甲美髮等藝術工作室裡面。

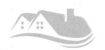

☐ 藝術創作或美髮美甲工作室，操作者應佩戴活性碳口罩，環境開窗通風，並裝置電風扇或抽風設備，促進新鮮空氣流動。

☐ 衣物乾洗完，先拆掉塑膠套並掛上陽臺通風一週，才能收納或穿著。

☐ 減少停留在地下停車場的時間。

☐ 汽車上可以放置竹炭包或活性碳。放置一段時間，經過日曬即可繼續使用。

☐ 同住者沒有人吸菸，或是吸菸者已戒菸。

☐ 居住樓層在三樓以下的住戶，或是居住在主要道路旁邊的所有樓層住戶，鄰近馬路的窗戶盡量不要打開。

☐ 家裡沒有霉味，濕度控制在大約 40~60%。

☐ 使用抽油煙機時，保持廚房臨陽臺的門窗關閉，僅留廚房與客廳的出入口微開。

☐ 炒菜時最好可以佩戴密合度良好的立體口罩。

☐ 使用空氣清淨機的同時若需開電扇，清淨機放在電扇後方，讓電扇吹出來的是乾淨的空氣。

☐ 使用空氣清淨機的同時若需開冷氣，冷氣風量微風即可，以免清淨機氣流大亂，影響過濾效率。

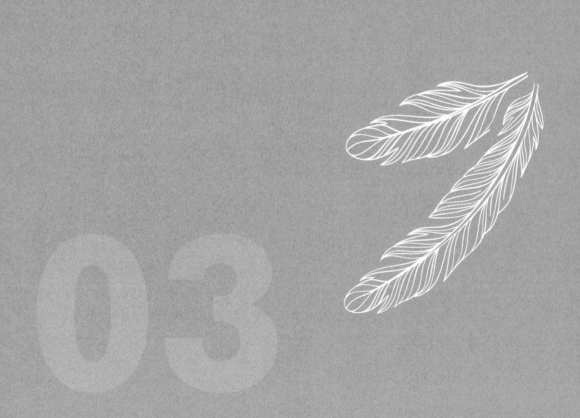

呼吸如作戰

　　空氣污染指數已經像紫外線指數、降雨機率一樣，人人耳熟能詳，至於如何因應，卻是各人自求多福。其實不論當天燈號顏色，在人車眾多、尖峰時段的都會區，不論是駕駛或行人身邊的空氣品質都是亮紅燈。路途無法避免，但風險可以，只要掌握幾個大原則。

從搖籃到墳墓的空污危害

空氣污染這個議題，在我的學術生涯和家庭生活雙雙展開之初，都扮演了一股推力，埋下了我日後專精於生育危害研究的遠因。

出國前，我的碩士論文是探討鋼鐵廠員工的職業病，煉鋼排放的廢氣毒素很多，戴奧辛就是當中濃度數一數二的高。當時我得常出入鋼鐵廠，剛懷孕的太太也跟我去了幾次，後來我發現，大女兒很晚才會走路，語言發展甚至比走路更晚，女生通常不會這麼晚講話。還好女兒之後一切正常，不過這個過程在我心裡丟下一個難解的疑惑：是不是胎兒時期神經系統發育受到空氣污染的影響？

後來我去英國，本來要研究肺癌，最後卻跟了專門做生育危害相關的教授，培養出對這方面研究的興趣和敏感度。回國當時，一大堆人都在研究空氣污染，我便從中找到一塊鮮為人關切的重要議題：空氣污染對生育和兒童的危害。

　　這議題在當時很冷門，我送研究計畫出去，還被「相關研究很少，看不出有何重要性」這種理由給否決。諷刺的是，計畫被否決的隔年，最頂尖的環境醫學期刊就出現一篇同樣主題的發表，顯見這議題確實重要。所以我一直沒放棄，這麼多年來，持續尋找不同的切入點，探討在臺灣本土的各項環境危害因素。

　　應該都是因為念念不忘那些在母腹中無辜的胎兒，才會一直想要找答案吧。在我著手研究空污的年代，很多污染嚴重的大型工業區都還沒有興建，我反而在交通空氣污染的影響，有些意外的發現，像是「錳」。

被忽視的空污危害：錳

　　當時我的研究對象是鉛蓄電池員工子女，淡水附近國小的兒童只是做為對照組。透過蒐集兩組兒童掉落的乳牙，我能知道他們從胎兒時期到乳牙掉落為止，身體中累積多少重金屬，因為有些重金屬會跟鈣搶位置，累積在骨頭和牙齒，所以透過分析乳牙，本來預期對照組的乳牙是不會有任何重金屬含量偏高的情況，沒想到，卻發現對照組兒童體內的「錳」含量特別高。

　　錳是人體的必須元素，所以有一個正常範圍，缺乏或過高都不行。我們發現，在正常範圍內，錳含量越高，是對孩子神經行為發展有益的，但當含量超過正常範圍，就可以看到精細動作變得更差了。

　　錳從哪裡來？我百思不得其解，後來想到，這間國小就在一個車水馬龍的交通幹道旁邊，或許和交通

廢氣有關。

　　我開始在大臺北地區蒐集孩子的資料，將原本橫斷性的研究擴大檢驗和追蹤，結果發現，雖然無鉛汽油的推廣讓都會孩童體內的鉛含量確實下降，但錳含量卻不低。

　　我進一步分析孩子住家附近的加油站密度，結果住家附近加油站越多的，兒童體內錳含量越高，推測可能跟行經住家附近的交通工具比較多有關。為了確認錳的出現與交通有關，我再作一個研究，用氧化氮或一氧化碳濃度，來代表都會區交通空氣污染的程度，結果發現，這些代表性的交通污染物濃度，確實是與孩童體內的錳濃度有高度相關，交通污染越濃的地方，錳的濃度也越高。

　　無鉛汽油在某些國家會添加錳，但是我們跟國內的汽油公司查詢的結果，臺灣的無鉛汽油並沒有加，真的很奇怪。雖然汽油是從原油提煉過來的，地質上

本來就會含有一些金屬，還是很難解答我的疑惑。後來有成大的老師去做研究，比較汽車引擎和機車引擎，同樣用無鉛汽油之下，廢氣中排出來錳含量，竟是機車比較高，可能代表機車引擎處埋汽油的能力較差。臺灣就是機車多，或許這是一種可能的解釋。

目前我已經可以肯定，交通空氣污染源是一個錳的主要來源。國外有研究，某些地區的人真的會缺乏錳，需要特別補充。我們臺灣人應該不缺，我倒是有點擔心有些人如果再吃進含錳的綜合維他命，會不會補了反而太多。

對於成年人來說，過多的錳也會傷害神經系統。以前北部有座煉鋼廠，煉製特殊的鋼，過程中要加錳。當時通風設備壞掉，但他們沒有停爐，還是繼續加，結果大量的錳就從空氣裡面溢散出來，在工人身上造成類似於帕金森氏症的症狀，這是無法回復的神經傷害。

空污危害從胎兒到老人都不能倖免

　　空污成分複雜，地域特性強，而且即便微粒濃度相同，也不代表微粒上附著的成分相同，測站能提供的資料也很有限，加上氣候和風向等因素，讓相關研究面臨很多難題。不過可以肯定的是，空污對健康危害很大，從胎兒到老人都不能倖免。

　　國際癌症組織（International Agency for Research on Cancer, IARC）於 2013 年將室外空污列為第一級致癌物質。室外空污的成分複雜，大致包括臭氧、一氧化碳、氮氧化物、二氧化硫、多環芳香烴、揮發性有機物、懸浮微粒等。懸浮微粒粒徑極小，又以 PM2.5 這個類別最細小，當微粒附著戴奧辛及重金屬等其他有害物質，更會加劇毒性。

　　對兒童來說，空氣污染是從母胎時期就不可逆的危害，例如懸浮微粒，就與低出生體重、早產和嬰兒

死亡率有關。中國醫藥大學的研究發現，婦女在懷孕過程中如果暴露於較高濃度的臭氧和懸浮微粒，早產的危險性會上升。中央大學也發現懸浮微粒和二氧化氮，竟然和週歲內嬰兒的總死亡率以及呼吸道疾病的死亡率，呈現顯著正相關。

自從中部某石化工業區設立後，雲嘉南地區週歲內的嬰兒呼吸道疾患死亡率就增加，其中又以二氧化氮對嬰兒呼吸道疾患死亡率影響最甚。我們職衛所進行族群病例對照研究，分析 1997~2002 年 398 名嬰兒猝死症個案也發現，在死亡前兩週內，住家附近空氣測站一氧化碳濃度上升，可能增加嬰兒猝死症的危險性。

郭育良老師研究空氣污染和異位性皮膚炎的關係，全臺灣一萬六千多人的資料顯示，空氣污染能從胎兒時期就影響體質，讓兒童更容易產生異位性皮膚炎。空氣污染不但會導致過敏發作的次數增加、嚴重

度增加，胎兒或嬰幼兒早期的暴露，甚至是可以直接導致過敏性疾病的。臺灣最常見的就是異位性皮膚炎、氣喘、過敏性鼻炎這三種，幼兒大多是異位性皮膚炎，國小學童則是氣喘多，國中生則是過敏性鼻炎盛行。

美國 2017 年的研究長期追蹤 1,446 對母子，結果發現，相較於母親 BMI 值正常且 PM2.5 暴露濃度較低的孩子，如果母親 BMI 值較高而且從胎兒時期到兩歲期間暴露的 PM2.5 平均濃度超過 $10.5\sim10.9\mu g/m^3$，他就有兩倍的風險會過重或肥胖。這個研究讓美國環保署重新思考，以年平均值低於 $12\mu g/m^3$ 作為國家標準，似乎還是不夠低，不足以保護兒童。

在成年人方面，空污可說是危害心血管的一大殺手。根據美國心臟學會 2010 年的共識報告，PM2.5 每增加十個單位，總死亡率約增加 15％，心肺疾病死亡率約增加 15％，心血管疾病死亡率增加 10～15％，缺

血性心臟病死亡率增加 15~20％。

　　臺大和北醫合作的研究顯示，空污嚴重時，連身強體壯的大學生，體內發炎指數和血栓指標都上升，心率變異性則下降，代表心血管疾病風險增高。臺大心臟內科蘇大成醫師則發現，在沒有心臟病的壯年人身上，居住地 PM2.5 黑碳濃度越高，頸動脈內膜中層厚度越厚，代表動脈硬化風險提高。

　　睡不好的人更慘。蘇大成醫師的研究指出，針對睡眠不足、熬夜的中壯年企業員工，PM2.5 更容易使他們心臟變無力、心血管彈性變差、全身血壓上升，這些都讓心血管健康拉警報。

　　林口長庚醫院腎臟科顏宗海醫師的研究也發現，與住在臺北盆地周邊的年老洗腎病患相比，住在臺北盆地內的病患兩年內的死亡率較高，可能與盆地內空污較嚴重有關。

　　近年國際研究和臺大鄭尊仁教授的研究則發現，

空氣污染很可能加速肝硬化，空污與肝病的關係是現在許多學者鑽研的重點，也是肝病者眾的臺灣不容忽視的議題。

焚化爐廢氣濃度低，仍與孩童過動有關

都會區值得擔心的除了交通源的空氣污染，我也擔心焚化爐廢氣的污染。

臺北市環保局被市議會要求每五年要評估一次焚化爐的影響，曾經委託我做這個研究。我找了三十六間小學，目的在研究其中十二所位於焚化爐兩公里內的小學。這三座焚化爐附近各有四所小學，我根據這些小學和焚化爐之間的距離，分別以附近的焚化爐為中心，測量並畫出一圈一圈的空污等濃度線，並且分析與學童健康相關的資料。

臺北市的焚化爐周邊空污濃度是算蠻低的，我本

來以為不會看到任何差異，沒想到，研究結果顯示離焚化爐較近的小學，過動傾向的孩子比較多。

我們的分析已經排除其他造成過動的危險因子，例如家裡有吸菸者、曾經摔倒撞到頭，試圖分離出焚化爐的影響，結果還是距離越近、過動越多，用健保資料確認的結果也一樣。另外一個成大老師用一萬多人的樣本去看焚化爐周邊的孩童，和我們使用問卷去看兒童發展，結果也是過動比較多，與我們的研究成果互相呼應。

成大的徐畢卿老師團隊利用 21,248 名兒童（六個月、一歲半、三歲）的資料，研究發現生活在焚化爐三公里內的小孩（六個月和三歲），在粗動作發展較遲緩。雖然生活在都市的小孩一般來說比鄉下的小孩發展要好，但是都市垃圾焚化爐較多。雖然母乳對於兒童延遲發展有保護的效果，但是研究顯示，住在焚化爐附近的兒童與不在焚化爐附近相比，延遲發展的

風險增加。焚化爐的存在直接或間接藉由母乳哺育影響了兒童發展。

　　雖然我沒有實際去測小孩身上的濃度，只是從環境中的濃度去看，但這樣的結果告訴我們，不能因為濃度低就忽略。

　　由於垃圾分類做得好，臺北市的焚化爐廢氣污染濃度其實不算高，已經勝過很多國外的焚化爐，但是國外的焚化爐周邊不會有任何住宅或學校呀！臺灣地狹人稠，難以遠離污染源，因此除了垃圾分類，還必須研議更多有效的改善之道。

走路、搭車、騎車、開車的呼吸戰略

　　我很喜歡散步，天天散步，這是在英國讀博士的時候養成的習慣。我覺得走路是很好的運動，一邊慢慢走，一邊觀察環境、想事情，心情也慢慢放鬆。在車多人多的臺北市走路有個訣竅，也是樂趣，就是我得特別挑小巷子走，然後像做研究一樣，花時間嘗試各種路線，直到找出我最喜歡的幾種走法，享用每天靜謐愉快的散步時光。

　　會走進巷子，不是因為安靜，是因為臺北適合散步的大路很少。在大量車流旁邊慢慢走，空污就吸得多，如果碰到某些路段常有公車靠邊停，人行道空氣會更差。

步行與騎單車

　　北醫公衛系的莊凱任老師曾經比較在臺北市走路、搭公車、搭捷運、開車，這四種通勤方式的人接觸空污的量，結果發現走路最不好，暴露到 PM2.5 量最高，是搭捷運的八倍，搭公車或開車則居中。如果有人跟我一樣喜歡走路，最好也要試著找出空氣品質比較好的路線，不要傻傻走在車潮洶湧的大馬路邊。

　　小孩子的身高和汽機車排氣孔的高度接近，所以同樣經過一條馬路，孩子會比成年人吸進更多廢氣，離車道越近也會吸到越多。所以我也要提醒大家，在人行道或騎樓行走，盡量沿著遠離馬路的內側走，等紅綠燈的時候也一樣，不要急著站上人行道的邊緣。這些事情看似很小，卻能影響你呼吸的空氣品質，當身邊有兒童同行的時候，更是要銘記在心。

　　其實我不建議騎 Ubike 通勤，這跟走路的道理一

樣。腳踏車是整條馬路上速度最慢的，而且自行車道通常在慢車道旁邊，所以腳踏車騎士也是廢氣吸最多的。而且因為騎腳踏車是一種運動，心跳呼吸更急促，甚至會比走路吸入更多廢氣。

指導我博士論文的英國教授每天騎腳踏車上下班，當時我也嚮往回臺灣任教後要這樣做，只是我後來發現臺北市街道空氣污染實在嚴重，只好放棄單車通勤夢，改成走路。難道因為空污，我就不散步嗎？這樣人生還有樂趣嗎？沒有一種方法是完美的，沒有一個地方是完全沒有污染的，只要我盡量避免，這樣就夠了。

騎機車與開車

很多人上下班外加接送小孩，在時間、經濟、便利等種種考量之下，就天天騎機車，不然就開車。汽

機車廢氣是都市空氣污染的主要來源之一，要減少空污的一大重點，就是要請大家少開車、少騎車，更何況，汽機車駕駛既是污染製造者，也是受害者。

汽車駕駛坐在車內，馬路上的廢氣還是會持續進到車內的空調循環，只是氣味比較不明顯。至於完全暴露於戶外的機車騎士，則是首當其衝、無處可逃。臺大公衛學院詹長權教授的研究證實，騎機車、搭公車、坐捷運，這三種人比較起來，如果沒戴口罩，廢氣吸收最多的是機車騎士。

很多機車沒有定期保養，汽油燃燒得不完整，就容易變成烏賊車的一員，排放出的廢氣也包括好幾種致癌物。站在健康的考量，我覺得為了省時間而騎機車，很不值得。

我們公衛學院的陳志傑教授曾經測量機車廢氣的濃度，發現濃度驚人的高：如果是最新的四行程的電噴引擎，排放 PM2.5 濃度是幾十到幾百個 $\mu g/m^3$，如

果是比較老舊的化油器，就提高到幾百至幾千（μg/ m^3），如果是二行程更是高達幾千到幾萬（μg/m^3）。對照臺灣環保署目前訂定 PM2.5 標準，理想是低於 15μg/m^3，WHO 更嚴格，是 10μg/m^3，不論用臺灣標準或 WHO 標準看，機車廢氣濃度都是極高的。

小辭典

二行程 vs. 四行程

簡單來說，二行程引擎在動力輸出只需要兩個過程，而四行程需要經過四個過程，才能產生動力。因此二行程引擎構造簡單、價錢低廉，而且輸出功率較同樣 cc 數的四行程引擎大；相對的，二行程引擎的燃燒較不完全，對空污的的影響較大，近年環保意識抬頭，二行程的機車已不再生產，環保署提供補助鼓勵汰換二行程機車，並預計從2020 年起全面禁止二行程機車上路。

所以我建議大家，不妨有時候就改搭捷運或公車，並且步行一小段距離，這樣或許會多花一點時間，但對於身體的保護和益處，卻是值得的。

　　如果真的非騎車不可，是不是最好要戴活性碳口罩？陳志傑教授對於口罩特別有研究，我問過他。他認為活性碳口罩的活性碳層對於這麼濃的廢氣來說，還是太薄，有機蒸氣很容易就達飽和而貫穿口罩，或是僅部份吸收（破出，breakthough），對於懸浮微粒的收集效果也不會太高。雖然效果不彰，但是比起完全沒有佩戴口罩，自然是聊勝於無。

搭乘大眾運輸工具

　　搭乘大眾運輸工具相較於開車或騎車，確實已經減少了很多排放，但這形成了另一個問題：公車都是柴油車，柴油車和工廠是臺灣自產 PM2.5 的主要來

源。要改善這一點，要靠政策的力量去改變，韓國的做法很值得參考。

　　韓國在 2014 年達成將首爾 8,750 輛公車全面天然氣化的目標，市區空氣品質因此大幅改善，在首爾的公車專用道上等車不會吸到高濃度的空污。為了鼓勵市民少開車，2017 年更宣布，只要空污指標超過一定程度，將在通勤時間內提供免費的大眾運輸工具。

　　臺北市目前有 3,500 輛左右的公車，其中 97％是符合第四期排放標準的柴油車，另外 3％是油電混合公車，不過並沒有天然氣公車。天然氣作為能源的廢氣污染濃度很低，臺灣如果也能把公車全面天然氣化，空污馬上會改善很多，再繼續創造更多讓大家騎單車、搭大眾運輸的誘因，效果會更顯著。騎單車很好，但應該要先減少高污染的車輛，再鼓勵市民騎單車，這樣大家會比較健康。

正確戴口罩才有防護力

現在除了天氣預報還有空氣品質預報，我都會注意看隔天我要去的地方空氣怎麼樣。如果剛好空氣品質差的地方，我就快去快回，盡量減少停留在戶外的時間。有一回我跟博士班學生一起去中部某石化工業區附近，才下車沒多久，我們手裡的白色紙張上就蒙了一層灰，手指一摸都黑了，嚇得我們趕緊戴上口罩。

口罩要怎麼選，怎麼戴，這是一門學問。陳志傑老師指導的臺大公衛學院氣膠實驗室，曾經歸納出一份「PM2.5 呼吸防護祕笈」，總共有六個重點，搞懂之後你就是口罩達人了。

第一個重點，平面口罩效果差。平面口罩其實是最便宜，最容易取得的口罩，但是由於他無法密合立體的臉部構造，未過濾的髒空氣還是會從空隙跑進去，所以效果有限。如果是立體的口罩，因為密合度

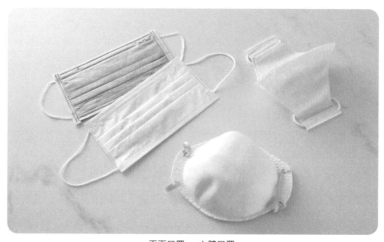

平面口罩 vs 立體口罩

比較好，濾材的效果才能發揮出來，真正過濾空氣。雖然平面口罩對髒空氣的過濾效果不好，不過生病的人很適合佩戴平面口罩，可以把噴嚏口水等飛沫擋住，不會噴到別人，預防疾病傳播的效果很不錯。

第二個重點，有認證才有保障。大家常聽到的 N95 這樣的代號，其實是美國對於濾材的分級，代表 100 顆直徑在「最易穿透粒徑」範圍的粒子，平均有 95 顆可以被擋下來。至於這個「最

N95

易穿透粒徑」是多少，要視濾材而定，通常帶電濾材的
最易穿透粒徑可以小到 0.1μm 甚至是 0.05 個
μm（PM2.5 是指粒徑小於或等於
2.5μm）。美國認證分為 N95、N99、
N100 三種，歐洲認證則是 FFP1（相
當於 N80）、FFP2（相當於 N94）、
FFP3（相當於 N100）。市面上的口罩
如果沒有這些認證，不論它廣告怎麼宣

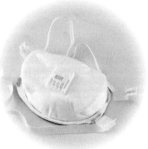

N100

稱，效果都沒有保障，因為我們臺灣針對市面上的口
罩，並沒有對應的驗證和管理單位，也缺乏有效的抽查
和下架機制，管理是非常鬆散的。如果口罩外包裝連臺
灣標檢局的認證標章都沒有，就是完全沒有保障。

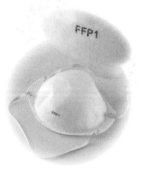
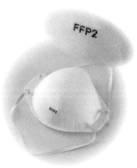
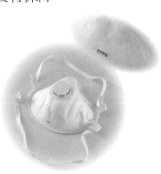

FFP1（相當於 N80）　　　FFP2（相當於 N94）　　　FFP3（相當於 N100）

第三個重點，活性碳口罩可以擋掉部份的有機揮發物（VOCs），減少難聞氣味。但對於阻擋 PM2.5 是沒有效果的。

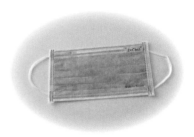

第四個重點，口罩阻抗越高越依賴密合，若不能密合，寧願用低阻抗。像 N95 這些口罩的過濾效果，是由對氣流的阻抗和密合度共同決定的。過濾效果要好，呼吸的阻抗就會比較高，這時候如果口罩不密合，人一吸氣，反而會有更多髒空氣從阻力最低的不密合處流進來，變成反效果。所以如果一個口罩的阻抗很高，佩戴時一定要仔細檢查，必須盡可能的密合臉部，如果形狀很不合，寧願換戴較低阻抗的口罩。

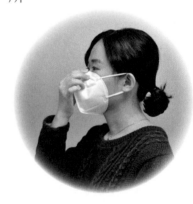

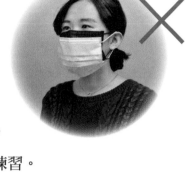

第五個重點，**兩層口罩沒有
比較好**。兩層口罩就是增加阻
抗，如果口罩不密合，加越多層，
人只會吸到越多髒空氣，弄巧成拙。

第六個重點，**正確戴口罩需要練習**。
戴口罩時要調整鬆緊帶張力、口罩
面的位置、鼻樑壓條，這些細節
都會影響密合度和口罩的過濾效
果，每個人的臉型都不一樣，都
需要反覆地練習，照鏡子檢查，吸
氣並且用臉部皮膚去感覺看看
有沒有漏風。確認盡量密合
了，防護效果才會好。

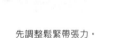

先調整鬆緊帶張力。

如果空氣很糟糕的時
候得出門，陳志傑教授
說，他建議歐規的最低階

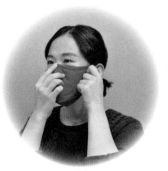

佩戴的過程再確認口罩面
的位置及鼻樑壓條。

FFP1（相當於 N80），效果就已經很不錯了，呼吸舒適度比 N95 好很多，過濾效果跟 N95 也很接近了。但這種認證口罩比較貴，也不容易買到，除非是戴著出入有疾病感染風險的場所，例如隔離病房，否則不需要用過就丟。

陳志傑教授指出，目前市面上應該可以買到 FFP1 口罩，如果店面找不到，或許可向經銷商詢問，或是透過國外網站跨境購買。建議先了解自己的需求和使用習慣，再挑選防護力與舒適度恰當的口罩，更重要的是需要練習正確的穿戴方式。例如需接觸有機溶劑時使用，可選用活性碳口罩，要在空氣品質差的場合使用，可選擇 FFP1 口罩，若是生病者預防傳染給別人，可使用拋棄式的一般平面口罩。

有些人會擔心口罩用久了過濾效果變差，其實是不會的，因為濾材的過濾效果主要受到帶電量的影響。口罩濾材的帶電量在出廠前一、兩天衰減最快，

進入市場後帶電量的下降已經是很慢很慢的了，在人使用期間，帶電量都不會變化太大，不需要擔心。如果你擔心髒，可以輕輕擦洗表面，但不能揉或拉扯，以免破壞它的結構。

宮廟減爐需要大家支持

最後我還想提一個與我們臺灣在地文化息息相關的空污來源：宮廟。行天宮在 2014 年宣布廟埕將不再設置大香爐和供桌，除了周邊攤商苦惱，全臺灣的宮廟也開始面臨一個問題：要不要繼續燒香？

線香燃燒後會產生至少四類有毒物質。多環芳香烴（PAHs）會附著在空氣中的灰塵顆粒上，也可能進入土壤或水中，當人不論是從呼吸、飲食、皮膚接觸到過多的多環芳香烴，可能會破壞人體細胞內的遺傳物質，引發癌細胞突變增長，皮膚癌、肺癌、胃癌、

肝癌等疾病的發生率都會提高。

懸浮微粒 PM2.5 上面可以附著其他有害物質，深入肺部並且進入血液循環，增加癌症和心血管疾病風險。揮發性有機氣體（VOCs）也包含多種致癌物質，短時間吸入會感到頭痛、噁心，大量吸入則導致昏迷、記憶力衰退，還會傷害肝、腎、大腦和神經系統。

線香的煙霧中也很可能含有鉛、鎘等重金屬成分，短時間大量吸入可能嘔吐、胸痛、呼吸困難，長期慢性中毒則會引起皮膚、血液、肝、腎、肺等器官病變。

行天宮停爐後，壓力最大的就是龍山寺。因為就在行天宮停爐隔年，臺大心臟內科蘇大成醫師公布了一份臺北市 PM2.5 污染調查，指出龍山寺香爐旁 PM2.5 高達 $1,360\mu g/m^3$，比北市平均高 48 倍，比行天宮高 88 倍，龍山寺很快做出回應，將原本七爐減到三爐，將原本需要付費購買的線香，改為免費提供符

合國家標檢局規定的線香。

　　為了評估減爐的效果，龍山寺繼續找我們臺大公衛學院、肺病防治基金會董事長陳晉興醫師合作。使用瑞昱半導體製作的「空氣盒子」，進行二十四小時連續採樣和數據分析，結果發現，雖然減爐了一半，卻因為民眾和觀光客踴躍索取免費線香，寺內空污不減反增，每個月 PM2.5 濃度達到紫爆（超過 $70\mu g/m^3$）的天數竟高達一半以上，初一十五的傍晚時分更誇張，濃度可以飆破 $700\mu g/m^3$，是紫爆濃度的十倍以上。

　　常有人說，燒香有什麼壞處，那些老菸槍和燒香製香幾十年的老師傅，都還是健健康康的啊！但或許他們就是因為體質上比較不會得到相關疾病，你才會看到他們可以抽菸抽到老、長年做燒香工作，而沒有中途病倒。這在職業醫學領域甚至有個專有名詞「健康工人效應」（healthy worker effect），用來形容上述

的情況。同樣的邏輯，也有人病了幾十年，身體毛病一大堆，我們建議他先暫停燒香，結果病痛就不藥而癒，這樣的案例在臨床上也不少見。

龍山寺可以說是一個香火極為鼎盛、極富盛名、觀光人潮絡繹不絕的廟宇，但要做到完全停爐，真的不容易。連我們接待的國外環境醫學專家，他們都放著兒童醫院不參觀，寧願要參觀龍山寺，就是想要親眼目睹那種濃厚的文化之美。然而少了香煙裊裊的景象，會減損傳統文化價值的發揚嗎？這是我們的社會需要持續思考和討論的。

目前龍山寺的做法，還是希望兼顧文化和環保間的平衡。所以在 2017 年六月正式減為一座香爐、民眾參拜全場限用一支線香，並縮短線香長度，也同時提升香枝品質，使用通過檢驗、成分較天然且少煙的香枝。百年寺廟願意做到這一步，真的是相當不容易，希望社會大眾能多給這些減爐的廟宇一些鼓勵。

綠地森呼吸

前面林林總總談了這麼多對健康不好的東西，最後我想講一個好東西，它不花錢、很容易親近，是我非常喜愛並且持續融入生活的：綠地。

我和綠地的英倫情緣

我年輕時天天慢跑，現在是天天散步，算一算也有三十多年了。慢跑是從在澎湖當兵的時候開始，除了冬天風沙大，大部份時候空氣清新，每天五公里，跑起來很舒服。出國前我一度擔心留學期間無法維持運動習慣，後來發現是多慮，因為到處都是綠地在向

我招手。

在英國留學那幾年，見識到倫敦除了公園很大，還保留很多大面積的草地。在首都圈裡的大片大片土地，不蓋房子、沒有停車場，只有草地、樹木、動物安居著。因為英國王室有狩獵的傳統，不論名稱是 park 或 common，這種超大面積的綠地光是倫敦就有非常多，最著名的 Richmond Park 就是對公眾開放的皇家公園之一，也是國家自然保護區和鹿園，一望無際像非洲大草原，野鹿族群吸引了許多自然攝影愛好者到這裡朝聖。

當時我住最久的地方，就在 Clapham Common 的一角。Clapham Common 跟中正紀念堂差不多大，我每天早上繞著它跑一圈，跑完再走四個站牌的距離，穿過綠地去搭公車。只要天氣不差，假日常常可以看到很多人會在草地上慢跑、遛狗、做日光浴、野餐。我最懷念的，是夏天傍晚從學校回來，下了公車，踏

上柔軟的草地，空氣裡盡是青草和泥土的潤香。我慢慢地走過四個站牌的距離，煩惱變輕了，呼吸變深了，一整天的緊繃和疲憊都消散了。

綠地帶來健康　減少疾病和死亡

　　近年來環境流行病學家開始研究綠地的健康效應，發現接觸自然環境對身體健康有正面效益，還能增加人群互動和社會凝聚力。各篇研究所觀察的綠地是廣義的，基本上只要從空中拍攝到是綠色的都算，不限面積大小。另外，由於社會經濟條件較佳的族群擁有更多健康資本，也更有餘裕去接觸綠地，會使研究結論產生偏差，所以這些相關研究不論是研究設計或分析方法，都已經將社會經濟條件的影響排除掉，單純看綠地的效益。

　　美國哈佛大學在 2000~2008 年間，追蹤了超過十

萬名女性的健康狀況，研究團隊分析這些人居家綠地面積大小和健康狀況的關係。研究者把她們依居家綠地面積從最大排到最小，分成五組。

結果顯示，相較於居家綠地面積最小的人，居家綠地面積最大的人健康狀況明顯較好：整體死亡率降低 12%，其中呼吸系統疾病相關死亡率降低 34%、癌症相關死亡率降低 13%、腎臟疾病死亡率低 41%。

如何解釋這麼顯著的健康效益？哈佛學者認為，居家環境中的綠地可能提供身體更多活動的機會，減少有害的暴露，也增加了社會參與、改善精神健康，進而提升整體健康狀態。

綠地對於孕婦和新生兒的好處，也已經得到證實。一篇 2017 年發表的文獻回顧，嚴謹地篩選品質優良的歷年研究，並且整合研究結果發現，綠地確實有減少產前憂鬱症的效果，至於減少妊娠糖尿病、妊娠毒血症的發生，研究結果則不一致。對孕婦健康有益

的，對新生兒健康也會有益。加拿大研究發現綠地可以降低早產發生的比例，加拿大、英國、西班牙的研究都發現綠地有助新生兒具備足夠的出生體重。

研究也顯示，只要能從家庭、上下學途中、學校戶外這三個來源，多多接觸綠地，還有助於提升兒童的學習表現。在 2012~2013 年進行的一篇西班牙研究，針對巴塞隆納三十六所小學，二千五百多位 7~10 歲學童，透過衛星數據來衡量孩童家庭、學校戶外以及通勤途中的綠色空間。追蹤一年後發現，常接觸綠地的兒童能增加 5~6% 的記憶力和 1% 的專注力。

森林療癒力

上述研究的綠地是廣義的，只要空拍看到綠色植被，都算綠地。連這樣都有益健康，那如果住在森林裡呢？

　　我的好友，臺大心臟內科醫師蘇大成，利用臺大溪頭教育園區進行「森林療癒計畫」研究，時間超過三年，結果證明森林真的很療癒。蘇大成醫師發現，森林富含芬多精、負離子，含氧量也高，可以促進人體健康和免疫力，只要在森林裡待超過三天，身體的自然殺手細胞就有活化的效果。相較於居住在都市平地的員工，居住森林超過一年的園區員工不但總膽固醇、血糖值及葡萄糖耐性不足的比例都比較低，連頸動脈內膜中層厚度也比較薄，表示更不容易發生腦中風等心血管疾病。

　　一般人都知道，生活環境有樹，可以提升舒適度，因為樹冠可以阻截、反射太陽輻射，光合作用可以增加清爽潔淨的空氣，蒸發作用可以吸收熱氣、調節氣溫，蒸發出來的水分也可提高相對溼度，樹木的存在也能製造屏蔽，減少噪音。現在蘇大成醫師的研究更告訴我們，森林對健康的好處是這麼大。現在全

臺灣瘋迷露營，人們成群結隊上山紮營，營區一位難求。親近自然不是壞事，但人們親近山林的同時，如何保護森林維持原始的、低度開發的狀態，是我們必須共同深思的議題。

綠地離你這麼近

很多人會說，我生活在大都市，出門就是車子和馬路，每天時間緊湊壓力大，到哪裡去接觸綠地？別擔心，聽我解釋完你就知道，要享有上面那些研究提到的健康好處，真的不難。

綠地的健康效益是多重因素合成的，主要來自於兩方面：活動量增加、和人群的接觸增加。把握這兩個原則，重新去檢視你居住的環境，一定能發現，綠地其實離你很近。

不論是一座小公園、一片草坪、一座花園、一個

種了盆栽的陽臺或後院或屋頂、一所學校、一方社區菜圃、一畝田、一座小山丘……只要你願意向身邊的任何綠意靠近一點點，容許它拖慢你的生活步調，多走一段路，和身邊的人多一些有形無形的交流，你的健康就能接收到這片綠意的回報。

我自己的做法是，盡量尋找有綠地的環境，融合我喜歡的運動。

從英國回臺灣以後，有段時間很難適應在一個灰撲撲的都市生活，促使我到處找地方運動，搬到哪、找到哪，好像在做某種研究。住天母的時候，我沿著磺溪慢跑，搬到南門市場附近的教員宿舍，我就沿著中正紀念堂跑。考量到孩子們的健康，我們一家的休閒活動都是趨向自然的、車輛少的地方，河濱公園就是我們假日的最愛，沿著河邊向遠方綿延的草堤，或跑或走，或騎腳踏車，非常舒暢。

我對走路的熱愛，或許也影響了孩子，他們現在

也跟我一樣，多走路、少搭車，有一種不疾不徐的生活態度。我們都覺得臺北市其實很小，不管要去哪裡，基本上用走的都可以到，去探索自己喜愛的、舒服的路線更是有趣的事情。所以他們現在平日步行超過一萬步是基本，假日就自己去河濱騎單車，從竹圍騎到二重疏洪道。

上面提到那個西班牙的研究，有個很重要的提醒：學校裡面、走去學校的路上都有綠地。在臺灣，各級學校是很重要的綠地，因為學校很密集，而且大部份都有在非上課時間對外開放，又離住宅區很近，非常適合社區居民去運動。即便你家附近沒有公園也沒有田園，但我相信一定能找到一所學校。如果走個幾百公尺、一小段路就可以到學校做做運動，有半小時空檔就去吧！

培養園藝興趣　健康綠地就在你家

　　觀察英國的朋友，我還得到一個啟發：熱衷園藝有益健康。英國人大都熱愛花花草草，比如晚餐招待朋友，他們會要摘鮮花裝飾餐桌，餐點擺盤要點綴香草或花卉，出去野餐也要帶上一束花。除此之外，家家戶戶都有植栽，社區假日市集上，居民們拿出來買賣交換的東西除了二手物之外，最多的就是自家栽種的花草。

　　十多年前，我們全家去英國朋友家作客，那是在倫敦南方的鄉村，前後院種了各式各樣的花草菜蔬。為了感謝朋友的招待，那幾天就請三個孩子們每天早上幫忙給植栽澆水，孩子們剛開始都很興奮，結果試一次就發現真不簡單。因為整個範圍澆完水，竟然得花一個小時。要拉穩長長的水管，持續走動，還要注意水量和噴水方向，這些動作持續一個小時，運動量

可不小。有研究證實，前後院種植植物的人健康狀況比較好，就是因為運動量變多。

　　臺灣地狹人稠，多數人的家都不可能有前後院，但是或許屋頂是個可以利用的空間，每天上屋頂照顧植栽，上上下下之間也有一定的運動量。我現在住學校教職員宿舍，原本樓頂只有一些荒廢的植栽，除了我會上去除草，大部份時間人煙稀少，後來宿舍搬來了一個研究天然藥物的藥學系教授，從此之後頂樓煥然一新，整個屋頂都是大大小小的盆栽，有各式各樣的藥草花卉，這位教授真的很專業，每一樣都種得非常好。現在雖然不需要我去除草了，但我有時候還是會登上頂樓欣賞盆栽，深深覺得有綠手指（green fingers）的鄰居真是好啊！

呼吸如作戰
安心勾勾表

　　生活中有哪些讓你暴露於有害物質的危險因素
呢？這些你都注意到了嗎？

　　一起來檢查！做到了就打勾，還不能打勾的，放
在心裡，繼續努力！

☐ 出門前會查詢當天空氣品質。

☐ 所在地空氣品質不佳時，不在戶外運動並減少停
　留在戶外的時間，在戶外時需正確佩戴口罩。

☐ 知道如何選擇密合度良好、過濾效率有認證的口
　罩。

☐ 知道如何正確佩戴口罩。

☐ 住家和學校位置盡量遠離焚化爐或工業區。

- [ ] 盡量以大眾運輸工具通勤。

- [ ] 不在尖峰時間騎單車或機車。如果非騎不可，盡量避開車潮，並正確佩戴口罩。

- [ ] 散步或騎單車，盡量挑小巷或河濱，遠離大馬路。

- [ ] 等紅綠燈的時候，站在人行道或騎樓的最內側。

- [ ] 盡量縮短待在公車專用道等車的時間。

- [ ] 定期檢修保養自家汽機車。

- [ ] 關注並支持工廠減排、宮廟減爐。

- [ ] 知道居家環境和周遭可以親近的綠地有哪些。

- [ ] 每週都會撥出時間，在綠地從事運動休閒或園藝活動。

- [ ] 親近自然環境從事休閒活動時，所選擇的方式能保護自然環境繼續維持原始、低度開發狀態。

優生活 0010

毒懂你的生活

環境醫學專家陳保中教你減塑、防空污、安全住，
打造不受污染的健康世代

作　　者／陳保中
採訪撰文／邱宜君
企劃編輯／陳秋華
攝　　影／陳德信
封面設計／江孟達
版型設計／李詩雅
模 特 兒／黃韻霖

發 行 人／殷允芃
康健雜誌社長／李瑟
總 經 理／梁曉華
出 版 者／天下生活出版股份有限公司
地　　址／台北市 104 南京東路二段 139 號 11 樓
讀者服務／（02）2662-0332　　　傳真／（02）2662-6048
劃撥帳號／ 19239621 天下生活出版股份有限公司
法律顧問／台英國際商務法律事務所・羅明通律師
總 經 銷／大和圖書有限公司　　　電話／（02）8990-2588
出版日期／ 2018 年 4 月第一版第一次印行
定　　價／ 360 元
All rights reserved

ISBN：978-986-95993-4-4（平裝）
書號：BHHU0010P

國家圖書館出版品預行編目（CIP）資料

毒懂你的生活 / 陳保中著 . -- 第一版 . -- 臺北市：
天下生活 , 2018.04
　面；　公分 . -- (優生活；10)
ISBN 978-986-95993-4-4(平裝)

1. 健康法 2. 生活指導

411.1　　　　　　　　　　　　　　　107002908

天下雜誌網路書店　www.cwbook.com.tw
康健雜誌官網　www.commonhealth.com.tw
康健雜誌出版臉書　www.facebook.com/chbooks.tw